AF384984

DE LA
GYMNASTIQUE PULMONAIRE
CONTRE LA PHTHISIE

INFLUENCE BIENFAISANTE
DE LA DÉCLAMATION, DU CHANT ET DU JEU DES INSTRUMENTS A VENT
OU BIEN DES INHALATIONS FORCÉES
EFFETS DÉSASTREUX DU MUTISME ET DU SILENCE
SUR LES ORGANES RESPIRATOIRES

Par le Docteur V. BURQ

De la Faculté de Paris

AUTEUR DE LA *MÉTALLOTHÉRAPIE*

» Tout organe qu'on exerce se fortifie, c'est
une des lois fondamentales de l'organisme. »

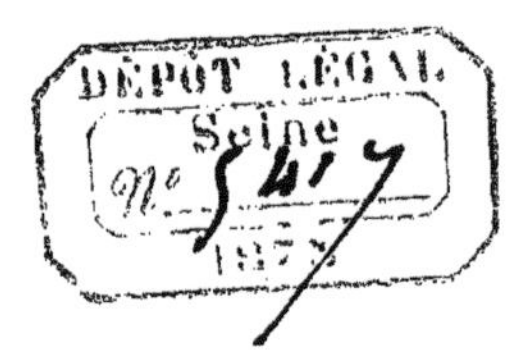

PARIS

GERMER BAILLIÈRE, LIBRAIRE-EDITEUR
17, RUE DE L'ÉCOLE-DE-MÉDECINE, 17

—

1875

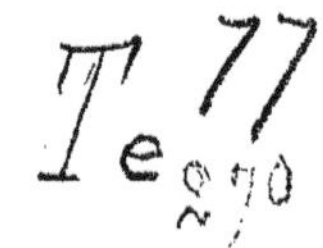

Paris. — Typographie Alcan-Lévy,
61, rue de Lafayette.

A la mémoire

DE MON CHER ET ILLUSTRE MAITRE

Le Professeur TROUSSEAU

ET DE MON AMI

Le Docteur CABARRUS

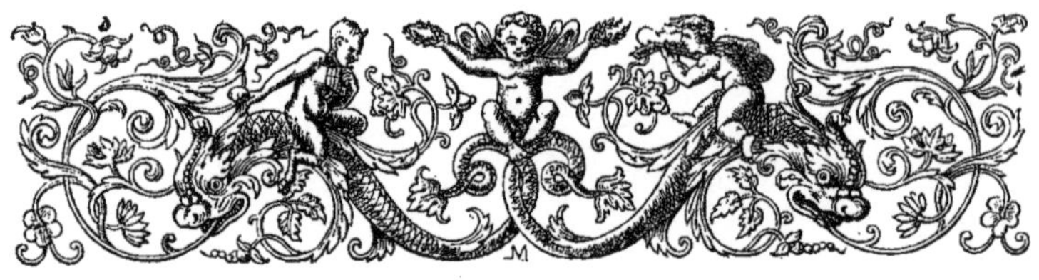

GYMNASTIQUE PULMONAIRE

CONTRE LA PHTHISIE

« Tout organe qu'on exerce se fortifie, c'est
une des lois fondamentales de l'organisme. »
(RÉVEILLÉ-PARISE.)

« Le poumon se défend contre la phthisie
par son activité propre. »
(MARCHAL DE CALVI.)

A déclamation, le chant, et surtout le jeu des instruments à vent constituent-ils un exercice dangereux
pour les individus de complexion faible ou délicate, et
plus ou moins prédisposés, par leur naissance, aux
affections graves des organes respiratoires ?

Pour la plupart des médecins eux-mêmes, qui sont encore aujourd'hui
sous l'influence du résultat des recherches de Benoiston de Châteauneuf
qui attribuaient dans l'armée une mortalité double, par phthisie pulmonaire, aux musiciens, comme pour l'universalité des gens du monde, une
réponse complètement affirmative ne saurait être un seul instant douteuse,
et s'il en est quelques-uns qui protestent, avec M. Lombard (de Genève),
contre des assertions *erronées*, nous le démontrerons, bien peu de Prati-
ciens, du moins en France, semblent aujourd'hui se souvenir des expé-

riences et traitements de Ramadge, Steinbrenner, Cardwell et autres qui, en Angleterre, soumettaient, non sans succès, leurs phthisiques à une sorte de gymnastique pulmonaire, au moyen de la méthode de traitement dite des *inhalations forcées.*

CONDAMNER AU REPOS DES ORGANES RESPIRATOIRES CEUX QUI SONT MENACÉS DE LOIN COMME DE PRÈS PAR LA PHTHISIE, tel est donc, en définitive, le précepte le plus général qui ressort des divers auteurs qui font autorité dans la matière, et tel est aussi sans doute le précepte que nous formulerions encore nous-même sans la circonstance que voici.

En l'année 1853, nous occupant de faire nos recherches sur le Choléra dans les différentes professions qui s'exercent sur les métaux, nous fûmes naturellement amené à avoir de fréquents rapports avec les facteurs d'instruments de musique en cuivre. « Il y a dans notre industrie, nous dit un jour le célèbre facteur, M. A. Sax, un fait non moins surprenant et tout aussi ignoré que l'*Immunité cholérique* dont tous nos ouvriers ont joui, aussi bien en 1849 qu'en 1832 (1), c'est l'*Immunité phthisique.* Je m'explique : il est de règle de penser qu'une personne tant soit peu délicate ne saurait exercer longtemps la profession de joueur d'instrument à vent, sans grand péril pour sa poitrine ; et combien de gens qui, en voyant nos jeunes soldats *aux prises* avec un de ces gros instruments dont ils n'enserrent la taille qu'à grand'peine, ne se soient senti pris

---

(1) L'importante question de la préservation cholérique de toutes les catégories d'individus — musiciens comme simples ouvriers — que leur profession expose fatalement à une absorption quotidienne de poussières de cuivre, absorption fort innocente du reste, contrairement aussi au préjugé, a été déjà souvent agitée par les journaux et revues de toutes sortes, depuis tantôt un quart de siècle que nous lui avons donné naissance... Les espérances que cette préservation avait fait naître ont été, après l'épidémie de 1865-66, complètement légitimées et mises en lumière par les propres recherches de l'Administration (V. le rapport de M. le docteur Vernois, lu le 9 juillet 1869 au conseil d'Hygiène et de Salubrité de la Seine), et, puisque l'occasion nous en est offerte, il y a intérêt à citer ici à l'adresse des intéressés la petite statistique suivante.

Dans les diverses épidémies de choléra qui ont régné à Paris, jusques et y compris l'année 1865, il est mort dans la garnison 2,861 hommes. Sur ce nombre, combien y a-t-il eu de trompettes, clairons et musiciens ?... 1 clairon, et 7 *musiciens* sans autre désignation !!... c'est-à-dire moins d'exceptions encore que n'en comporte la préservation vaccinale. Et encore est-il bien certain que ces décédés jouassent tous d'un instrument en cuivre, ou fussent tous en activité de service, c'est-à-dire en pleine absorption du *Préservatif,* lorsque le Fléau est venu les atteindre ? Deux hommes, par exemple, ont dû être séparés de cette statistique, bien que jouant l'un du trombone, et l'autre du cor, parce que, depuis plusieurs mois, le premier était en prison, et le deuxième en congé. Des recherches actives faites au ministère de la guerre et auprès des chefs de leurs corps respectifs, n'ont pu rien nous apprendre au sujet des huit autres victimes.

à leur égard d'une tendre pitié, en supputant le nombre d'années que, dans leur pensée, les *malheureux* pouvaient bien avoir encore à vivre !

« Eh bien ! chose remarquable, mais, hélas ! fort peu connue des philanthropes qui s'appitoient sur le sort des joueurs de nos grands saxophones, tous les hommes de la profession qui ont pour spécialité d'essayer les instruments, *tous sans exception*, suivant du moins mon expérience personnelle, jouissent, par rapport à la phthisie, d'une immunité complète. J'ai connu bon nombre d'ouvriers *essayeurs* qui, très délicats au début, avaient acquis dans ce métier, qui parfois n'oblige pas à moins de huit à dix heures de soufflerie par jour, une santé peu commune. Moi-même je dois sans doute ma robuste constitution et l'intégrité de mes poumons au goût qui m'a porté, étant jeune, vers les instruments à anche. Je suis d'une famille où la phthisie paraît être la mort naturelle. Ma mère est morte de phthisie, et de ses onze enfants huit ont eu le même sort, et trois seulement ont survécu ! Ceux qui sont restés sur les ruines jouaient et jouent encore tous trois des instruments à vent, tandis que les autres jouaient pour la plupart des instruments à cordes. Il y a, soyez-en sûr, dans les prétendus dangers que court le joueur d'instruments à vent, bien plus qu'un énorme préjugé à détruire, et le jour n'est peut-être pas éloigné où la science, mieux avisée, viendra au contraire demander à ces instruments des ressources contre la maladie qu'on a précisément prétendu mettre à leur compte (1). »

Cette conversation avec M. A. Sax nous frappa d'autant plus que nous pouvions nous-même nous inscrire en faux contre l'opinion accréditée. Fils d'une mère phthisique, nous avons vu tomber un à un, sous le coup de la diathèse tuberculeuse, tous nos frères et sœurs, au nombre de cinq, sauf un chez lequel cette diathèse s'est limitée. Seul épargné nous sommes resté fort et vigoureux, malgré des signes extérieurs indiquant pour un œil exercé les mêmes prédispositions, et malgré, il paraît, une ressemblance frappante de tous points avec notre mère, morte trop jeune, hélas ! pour pouvoir en parler autrement que par ouï dire. Ah ! c'est que nous aussi nous avions étudié de bonne heure avec passion les instruments à vent, étude qui *nous avait valu l'honneur*, à l'âge de 15 ans, de figurer dans la Musique de notre ville natale !

Un peu plus tard, des confrères de M. Sax, parmi lesquels nous citerons particulièrement MM. Gautrot, Besson, Raoux et Halary, nous ayant affirmé la même immunité, nous avons pensé que, puisque le

____

(1) Nous verrons plus loin l'opinion de M. A. Sax confirmée en tous points par son frère, M. Sax junior.

hasard nous avait fait tomber sur cette question, il serait du plus grand intérêt, comme il était déjà de notre devoir, ne fût-ce qu'à titre de reconnaissance personnelle, de traiter à fond le sujet, d'essayer de fixer enfin une bonne fois la science sur cette influence, bonne ou mauvaise, du jeu des instruments à vent, ainsi que des divers exercices de la voix dans les principales méthodes de chant et de déclamation, et de déduire de cette étude, s'il y avait lieu, les principes d'une GYMNASTIQUE spéciale contre la phthisie.

La tâche était bien grande, trop grande même sans doute pour un seul. Nous avons osé l'entreprendre, et tout ce que nous pouvons dire à cette heure, c'est que nous n'avons rien négligé pour nous faire pardonner la témérité de notre entreprise.

Nous avons ouvert des enquêtes successives :

Auprès des grands artistes en renom, comédiens, chanteurs et musiciens ;

Auprès des divers professeurs du Conservatoire de musique ;

Auprès des mêmes professeurs libres de la ville ;

Auprès des maîtres de chapelle et des directeurs d'orphéons.

Nous avons recueilli l'opinion de ceux de nos confrères en rapport habituel avec le personnel de nos théâtres.

Nous avons interrogé avec soin *tous les facteurs* d'instruments de musique de Paris.

Enfin, sur l'autorisation qui nous en avait été donnée en haut lieu, nous sommes allé ensuite, dans les différents hôpitaux militaires de Paris et de Versailles, relever sur les registres *ad hoc* les actes de décès et les congés de convalescence, les premiers pour une période d'un quart de siècle.

Nous pouvions bien penser que c'était assez, mais, au cours de cette publication, ayant cru nous apercevoir qu'il manquait à notre travail primitif un chapitre sur les effets contraires du Mutisme, ou du simple silence auquel sont très sévèrement astreints toute une grande catégorie de détenus, nous avons été en demander les éléments aux bureaux du Ministère de l'Intérieur, section de la statistique des établissements pénitentiaires et des institutions des sourds-muets, en France. Dans ce Département, comme dans celui de la Guerre, lors de nos dernières recherches, nous avons trouvé, nous ne saurions trop le dire et nous en montrer reconnaissant, le plus grand empressement à nous fournir tous les documents et renseignements propres à élucider une question, qui sans doute y avait aussi paru digne d'un très grand intérêt, aux différents chefs de service avec lesquels nous avons eu l'honneur d'avoir particulièrement à faire.

De cette vaste enquête, que nous allons faire connaître ici en toutes ses parties, il reste désormais bien acquis pour nous :

« Qu'entre tous les moyens prophylactiques à conseiller contre la phthisie pulmonaire, il faut, contrairement au préjugé, mettre en première ligne la gymnastique rationnelle des poumons obtenue, suivant les cas, par des exercices appropriés de la voix, par la déclamation ou le chant, et plus particulièrement, toutes les fois que faire se peut, par le jeu d'un instrument à vent. »

Bien des années se sont écoulées déjà, depuis que, pour la première fois, cette opinion s'est formée en nous, et formulée en ces termes. Le temps n'a fait qu'y ajouter par des preuves nouvelles, et c'est dans l'espérance de la faire partager que nous nous décidons enfin à publier cette série d'articles écrits il y a aujourd'hui déjà plus de quinze années.

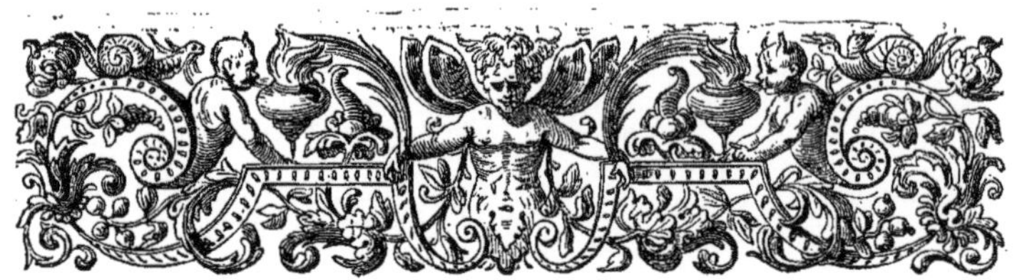

CHAPITRE Ier

COUP D'ŒIL SUR LA MUSIQUE AUX TEMPS ANCIENS ET AUX TEMPS MODERNES

AU POINT DE VUE DE SES EFFETS SALUTAIRES

A musique, aussi ancienne que le monde, n'est pas seulement un art d'agrément. A l'effet agréable qu'elle produit sur les sens, elle joint l'heureuse influence qu'elle exerce sur le moral, et par suite sur la santé. L'histoire est remplie d'exemples de cette action bienfaisante sur les facultés mentales, depuis Saül, dont la harpe de David calmait les fureurs, jusqu'à nos soldats à qui elle fait oublier les fatigues des marches et des combats, et qu'elle transforme souvent d'hommes abattus en héros. Aussi, de tout temps et dans toutes les contrées, on voit la musique intervenir au sein des armées, là rude, inculte et grossière, se traduisant par des cris sauvages ou par des bruits étranges; ici réglée et appropriée à sa destination. Chez les Hébreux, deux trompettes d'argent massif appelaient le peuple aux assemblées solennelles, signalaient la levée du camp, et servaient à donner des signaux : aux prêtres seuls appartenait le droit de sonner des trompettes.

Suivant l'historien Josèphe, — Salomon, pour obéir à Moïse, aurait fait faire 200,000 trompettes et 40,000 instruments de musique tels que harpes et psaltériums.

Chez les Grecs, la musique éveille au plus haut degré la sollicitude du philosophe et du législateur. Platon recommande l'étude de la musique comme un moyen de développer les facultés morales : la gymnastique est réservée au développement des forces physiques.

« Dans le temps, dit Georges Kastner, dans son excellent *Manuel de la Musique militaire*, pour qu'un homme fût honoré, il devait savoir porter d'une main l'épée et de l'autre la lyre. »

« Romulus, après sa victoire sur les habitants de Cécina, voulant réprimer la férocité d'un peuple de brigands, et adoucir les mœurs de ses soldats sans les amollir, favorisa l'étude de la musique et des arts chorégraphiques.

« Numa organisa plus tard les Romains en huit classes, parmi lesquelles figurèrent des classes sacerdotales dont les prêtres procédaient aux chants et aux danses guerrières. Tullus Hostilius et, enfin, Servius Tullius complétèrent cette organisation.

« Toutefois, ce n'est que lorsque Rome fut parvenue à l'apogée de sa gloire et de sa puissance, que l'on voit la musique jouer, dans les institutions civiles des Romains, un rôle aussi brillant que chez les Grecs. »

Mais la musique a-t-elle jamais été considérée, dans l'antiquité, comme pouvant être de quelque utilité à l'hygiène, ou à la médecine proprement dite ?...

Nous n'avons trouvé nulle part aucune mention que Grecs ou Romains aient jamais considéré le chant ou le jeu des instruments à vent comme particulièrement approprié au développement des organes pulmonaires. Tout au plus, en Grèce, employait-on la musique comme moyen de régler les mouvements du corps.

Les premiers siècles de l'ère chrétienne, ni même le moyen âge, ne sauraient non plus nous donner aucun renseignement à cet égard. Une fois l'œuvre de destruction accomplie par le Vandalisme, les chants inspirés des Bardes d'abord, puis des Ménestrels (bardes chrétiens), accompagnés du son de la harpe ou de la lyre, sont, pendant une longue suite d'années, la seule musique en usage chez les peuples. Ce n'est que vers le douzième siècle que reparaît la musique instrumentale des Romains (1). Les Ménétriers se montrent en France, pour la première fois, avec César Borgia, qui s'en fait accompagner. Au seizième siècle, une bande de ces instrumentistes venue d'Italie, à la suite de grands seigneurs de l'armée, donne naissance à nombre de joueurs de *rebecs*,

---

(1) Suivant Michaud, les croisés, victorieux, marchaient enseignes déployées et trompettes sonnantes.

tabourins, cornemuses, hautbois, violons, violes et autres instruments. Ces hommes, en qui l'art n'a que de médiocres représentants, ne sont pas seulement traités comme d'assez pauvres sires, mais semblent déjà voués fatalement, de par l'opinion publique, aux affections pulmonaires. Alexis Monteil (*Histoire française des divers états*) nous fait connaître, en ces termes, le sentiment d'un personnage où se reflète celui de l'époque sur la condition et profession de ménétrier.

« J'ai vu cousin Sergent... Ce matin j'ai appris qu'il allait donner, au plus jeune de ses enfants, l'état de ménétrier. J'ai aussitôt couru chez lui, et me suis expliqué assez vertement sur son projet. Il m'a répondu, la tête baissée, qu'il étoit fort pauvre, qu'il comptoit sur les profits considérables qui ne pouvoient manquer à son fils, et il me les a énumérés. — Mais, lui ai-je dit, faites donc entrer aussi, dans vos calculs, le déshonneur; sachez que les joueurs d'instruments ne témoignent pas en justice... faites entrer encore dans vos calculs les dangers que court leur santé. *Qui ne vous dira que les instruments à vent, surtout les hauts instruments, les hautbois, affectent la poitrine.* »

Au temps du grand siècle de Louis XIV, la musique est, il est vrai, en progrès avec Lully, mais le mouvement musical reste limité à une trop faible partie de la population pour donner lieu à quelques observations touchant notre sujet. Les instruments à cordes, violons, épinettes, clavecins, etc., règnent, d'ailleurs, à peu près sans conteste, et figurent même parfois à la tête des régiments, témoins les vingt-quatre violons du prince de Condé, au son desquels le régiment de Champagne ouvrit la tranchée au siége de Lérida.

En 1764, on ne comptait, dans les gardes françaises, que seize musiciens par régiment.

Le jeu des instruments à vent ne commence à acquérir quelque importance qu'à dater de la fondation du Conservatoire de musique, qui eut lieu en 1791. En moins de cinq années, la nouvelle institution fournit 400 élèves pour le service de l'armée, et bientôt les musiques s'élèvent jusqu'à 40 exécutants et même plus (1).

C'est donc seulement dans les auteurs qui écrivirent à la fin du dernier siècle, ou qui ne datent que de celui-ci, que nous pouvions espérer retrouver quelques opinions ou renseignements relatifs à la question spéciale de l'influence du jeu des instruments à vent, dans le développement des affections graves des voies respiratoires.

Nous les avons consultés, et voici tout ce que nous y avons trouvé.

____

(1) La garde comptait, d'après Kastner, quarante-trois musiciens.

J. Frank dit, p. 524, t. I (Hémopthysie) :

« Le jeu des instruments à vent, un exercice violent et prolongé de la voix, un chant forcé, sont rangés au nombre des causes de l'hémopthysie. »

Bayle, dans ses recherches sur la phthisie pulmonaire, est muet.

Laennec se tait également.

Maygrier (article phthisie, du Grand Dictionnaire): « Tous ceux qui, par état ou autrement, sont obligés de parler souvent et avec véhémence, tels que les avocats, les orateurs, les prédicateurs et même les joueurs d'instruments à vent, qui font comme les précédents un usage abusif des organes de la voix et de la respiration, contractent par cela même de grandes dispositions à la phthisie pulmonaire. »

Benoiston de Châteauneuf, compulsant une première fois les registres de quatre hôpitaux de Paris (l'Hôtel-Dieu, la Charité, la Pitié et Cochin), ne peut y trouver, en dix années, un seul décès par phthisie appartenan t aux professions (crieurs publics, chanteurs, musiciens, etc.) qui passent pour être fatales à la poitrine. *(Ann. d'Hyg.,* t. VI.)

Puis, dans un second travail inséré dans le tome X, année 1833, sous ce titre : *Essai sur la mortalité dans l'infanterie française*, le même auteur arrive à ce résultat « que, de 1820 à 1827, la mortalité par phthisie, relativement à la mortalité générale, n'a été pour les soldats de tout le royaume que de 1 sur 14, tandis qu'elle frappait les musiciens dans la proportion de 1 sur 7. »

Ce dernier travail de Benoiston de Châteauneuf, le seul qui traite de ce point spécial : *L'influence du jeu des instruments à vent sur la Phthisie*, tous les auteurs à l'envi l'ont copié successivement. On lui accordait d'autant plus de place, qu'outre le caractère parfaitement honorable de l'auteur, il donnait raison à un préjugé dont ces auteurs n'avaient pas su eux-mêmes se défendre. C'est ainsi que la science a continué de vivre, et vit encore sur des données statistiques dont nous verrons plus loin ce qu'il faut penser.

M. *Lombard*, après s'être livré de son côté à des recherches comparatives dans la ville de Genève, dit au contraire :

« L'exercice constant de la voix est une circonstance à laquelle l'on a souvent attribué la fréquence de la phthisie.

« Malgré tout ce que ce raisonnement paraît réunir de probabilités, il résulte néanmoins des recherches statistiques que cette influence n'est point nuisible, autant qu'elle le paraît au premier abord; loin de là, elle semble plutôt diminuer qu'augmenter le nombre des phthisiques. »

« Voici quelle est, pour la ville de Genève, la proportion des phthisiques dans les professions qui demandent un exercice constant des organes vocaux :

	Nombre total des décès.	Nombre des phthisiques.
Instituteurs............................	7	1
Ministres du culte protestant.........	52	6
Maîtres d'arithmétique...............	9	1
Officiers.............................	89	4
Musiciens............................	27	1
Avocats..............................	12	1
Professeurs..........................	37	1
Institutrices.........................	21	4
	254	19 (1)

« En résumant ces tableaux, on trouve que la proportion moyenne de la phthisie sur la généralité des décès est de 114 pour 1,000. Pour les professions qui demandent un exercice constant des organes vocaux, elle n'est plus que de 75 pour 1,000 ; et encore faut-il remarquer que, dans les éléments qui constituent cette moyenne de 75, les musiciens ne donneraient que 1 décès par phthisie sur 27. »

D'après M. Lombard, on peut donc conclure négativement quant à l'influence supposée pernicieuse du jeu des instruments à vent.

M. Louis, tout en reconnaissant le mérite des deux auteurs qui précèdent, croit devoir restreindre la portée de leurs conclusions : « De ce qu'ils n'ont pas tenu compte de toutes les circonstances de milieu et autres, le résultat de leurs travaux ne peut être, dit-il, considéré que comme provisoire. »

Le *Dr Barallier,* dans le tome XVI du *Recueil des Mémoires de médecine et de chirurgie militaire,* page 66: *De l'influence des instruments à vent et en cuivre,* s'exprime ainsi :

« D'après les notions physiologiques qui précèdent, il est aisé de pressentir que, parmi les effets pathologiques qui peuvent résulter de l'exercice prolongé du clairon, du cornet et de la trompette, les uns ont lieu dans les organes de la respiration, et les autres dans ceux de la circulation.

« Ainsi les jeunes gens robustes et qui ont une large poitrine s'y habituent facilement et n'en souffrent pas ; mais ceux qui sont d'une faible constitution, dont la poitrine est étroite, qui ont le cou court, qui sont

---

(1) *De l'influence des professions sur la phthisie pulmonaire,* par H.-C. Lombard, de Genève ; *Annales d'hygiène,* année 1834, t. XI, p. 35.

très sanguins, et qui sont gras et ramassés, éprouvent, après avoir donné longtemps des instruments à vent, de l'oppression, des étouffements, comme s'ils venaient de faire une course.

« Ces effets ne viennent pas seulement de la fatigue qu'éprouvent les agents de la respiration pendant cet exercice, mais encore de la stase du sang qui a lieu dans le poumon durant les longues aspirations, et de l'embarras qui existe dans la circulation à sang noir.

« Cette stase du sang dans la poitrine, ainsi que le passage fréquent et rapide de l'air à travers les bronches, peut devenir une prédisposition et même une cause de catharre, de pneumonie et, par suite, de *phthisie.* »

Selon M. *Michel Lévy* « Les individus faibles, à respiration courte et gênée, prédisposés aux affections de poitrine, ne soutiendraient pas les professions où les poumons sont en jeu; ils s'en éloigneraient après les avoir essayées, et tel doit être l'avis du médecin à leur égard; car si les efforts de la voix sont supportés par les gens bien constitués, si le chant et la déclamation favorisent chez eux le parfait développement des poumons, ceux qui présentent quelques signes de prédisposition tuberculeuse ou d'irritation pulmonaire, ne pourraient gagner, à ces exercices, que des irritations fâcheuses, promptes à récidiver et à s'aggraver. » Nous ne nous chargeons pas d'expliquer comment M. Michel Lévy peut s'exprimer ainsi après avoir écrit : « Dans l'exercice des organes de la voix, les poumons, réservoirs de l'air, en reçoivent davantage par des inspirations plus fréquentes et plus profondes; ils sont directement exercés ; ils augmentent de volume, et le thorax se prononce en proportion. L'exercice modéré de la lecture à haute voix et du chant doivent faire partie du système de gymnastique, qui tend à compléter chez les jeunes gens le développement plus ou moins arrêté de la poitrine et du poumon. » (Michel Lévy, *Traité d'hygiène*, t. II, p. 441.)

Et combien qui, ne pouvant pas non plus méconnaître les avantages de la gymnastique en général, se sont, comme M. Michel Lévy, refusés à étendre ces avantages à la gymnastique partielle des poumons ! C'est en quelque sorte comme si l'on disait que l'exercice fortifie tous les organes débiles sauf un seul, le poumon.

M. le docteur Bennati, qui fut longtemps médecin de nos premières scènes lyriques, s'exprimait ainsi en 1831, devant l'Académie des sciences :

« Dès que l'atonie est diminuée par ce premier traitement, je cherche à exercer la voix, de même que, dans la photophobie, après la cessation des symptômes dominants, je conseille la lumière du jour. Ainsi, j'engage le malade, s'il est chanteur, à faire graduellement plusieurs gammes de suite, et je lui indique en même temps le moyen de régler son haleine.

« Si, au contraire, le malade n'est pas musicien, je le prie de déclamer à haute voix, ou bien d'émettre différents sons analogues, autant que possible, à ceux de la gamme chantante ; c'est par suite d'un pareil exercice, pendant la convalescence, que je suis parvenu à faire chanter des personnes qui, sous le rapport de la voix et de l'oreille, ne se croyaient aucune disposition pour le chant.

« Il est important pour un chanteur d'avoir le plus grand développe ment possible dans l'ensemble des organes respiratoires.

« Ne sait-on pas que si la plupart des sourds-muets succombent à la phthisie pulmonaire, c'est que leurs poumons, s'affaiblissant, éprouvent un arrêt de développement, et tendent même à s'atrophier par le seul fait de leur inaction à parler ? »

(*Rech. sur les maladies qui affectent les organes de la voix humaine.*)

Aub. Roche. On signale parmi les causes occasionnelles de la phthisie les cris forcés, la déclamation, le chant mal dirigé et le jeu des instruments à vent. (*Dict. de méd. et de chir. pratique. Phthisie.*)

MM. Monneret et Fleury (*Compendium*). On a considéré, comme particulièrement exposés à contracter la phthisie, les individus obligés de faire de grands efforts de voix ou de respiration, les acteurs, les chanteurs, les avocats, les verriers, les coureurs, les joueurs d'instruments à vent, etc.

Grisolle s'exprime ainsi dans la septième édition de son *Traité de pathologie interne :*

« On a recherché si certaines professions ne prédisposaient pas à la phthisie. MM. Lombard et Benoiston de Châteauneuf ont fait de louables efforts pour résoudre ce problème important ; mais il est impossible de tirer de leurs travaux, qui offrent bien quelque intérêt, aucune conclusion rigoureuse... » Et plus loin, le même auteur ajoute :

« L'excitation non inflammatoire du poumon ou la fatigue de cet organe aurait-elle plus d'influence que sa phlegmasie (sur le développement de la phthisie) ? C'est un point qui n'est point encore éclairci. Toutefois, je dois rappeler ici un fait curieux, signalé par M. Benoiston de Châteauneuf : c'est que la mortalité par tuberculisation pulmonaire a été trouvée de 1 sur 14 chez les soldats, et de 1 sur 7 chez les musiciens... Mais il a semblé au même auteur que l'exercice de la voix, sans abus pourtant, paraissait plutôt diminuer qu'augmenter la proportion des phthisiques. Cette opinion, que des faits précis n'ont pas encore mis hors de doute, nous semble cependant bien probable. »

Enfin, M. le docteur Mandl a présenté, le 12 mars 1855, à l'Académie des sciences, un mémoire intitulé : *La fatigue de la voix dans ses rapports avec le mode de respiration.*

Dans ce travail qui n'a de commun avec le nôtre que d'avoir même origine, c'est-à-dire d'avoir, lui aussi, pris naissance dans des conversations particulières avec des professeurs émérites comme MM. Delsarte et Massé, qui ont fait de l'art de respirer une étude toute particulière, l'auteur ne dit rien absolument qui ait trait à la question médicale dont nous nous occupons. Il ne traite que du mode de fonctionnement du larynx dans le chant, et des moyens de conserver les voix à l'aide d'une bonne respiration.

OPINION DES AUTEURS ANGLAIS

Le Dr *Autenrieth*, de Tubingen, selon M. Alexandre Crichton, a recommandé le premier d'améliorer le rétrécissement et l'état contracté de la poitrine par de profondes et fréquentes inspirations. Il conseillait à ses patients de placer les mains sur un support solide, et de s'exercer eux-mêmes à faire de profondes inspirations, mais il avait soin de les prévenir contre le danger de pousser cet exercice jusqu'à la fatigue.

Après Autenrieth, des médecins, en Angleterre, partant de ce fait universellement accepté que l'emphysème pulmonaire (l'asthme) ne coïncide jamais avec la phthisie, dont il est comme l'antagoniste, ont cherché à placer, non-seulement les poitrines menacées, mais les poitrines déjà malades, dans les conditions propres à développer cette maladie.

De là l'usage des inhalations forcées, que *Ramadge* d'abord, puis *Steinbrenner*, *Crichton*, *Cardwell*, etc., obtenaient, à l'aide d'un appareil spécial, disposé de manière à obliger le malade à faire de grands efforts pour respirer, et que, plus tard, *Talmedo* a prétendu obtenir mieux encore en obligeant le *patient* (patient est ici le véritable mot) à respirer dans une horrible atmosphère d'huile de Dippel (1).

---

(1) Voici, d'après ces médecins, comment s'opérerait la guérison :

« L'emphysème pulmonaire, par suite de la dilatation des cellules aériennes et du volume plus considérable du tissu pulmonaire qui en est l'effet immédiat, produit une pression constante, exercée du dehors en dedans sur les parois des cavernes, qui se trouvent ainsi mises en contact et se réunissent par première intention. Après la cicatrisation de la caverne, la guérison est souvent solide et définitive, parce que l'em=

M. Steinbrenner assure qu'il a vu la méthode des inhalations forcées produire des résultats fort remarquables. « Des personnes à respiration courte et irrégulière, essoufflées à la moindre fatigue, ont été délivrées de ces incommodités. Des bruits respiratoires faibles, rares, rudes, ont repris leurs caractères normaux, la dépression et la matité des régions sous-clavières disparaissent, les mouvements d'élévation et d'abaissement des côtes supérieures sont plus prononcés, la circonférence supérieure de la poitrine devient plus considérable, et augmente de 6, 8, 12 et même 17 centimètres. » Nous acceptons très volontiers les faits..., mais, par la méthode anglaise, le malade, s'il a le courage de persister dans le traitement, se guérit en s'ennuyant, tandis que nous voudrions, nous, qu'il se guérît en s'amusant.

M. Clark. « La lecture à haute voix et la déclamation, quand elles sont prudemment employées, peuvent être utiles pour fortifier à la fois les poumons et les organes digestifs, ainsi que pour tonifier la voix. La claire et distincte énonciation qui s'acquiert par une longue pratique seulement, *se trouve rarement associée avec la phthisie pulmonaire.* C'est pourquoi j'ai l'habitude de recommander la pleine expansion de la poitrine aux jeunes personnes qui sont dans cet état (affaiblissement de la poitrine), de jeter les bras et les épaules en arrière et, dans cette position, d'inhaler lentement autant d'air qu'elles peuvent, et de répéter cet exercice à de courts intervalles et dans des séances successives. Quand cela peut être fait en plein air, cela est bien préférable, car on obtient un double avantage. »

On voit par ces seules citations de combien diffèrent les auteurs anglais d'avec les auteurs français sur la question qui nous occupe. Et maintenant, que nous devons avoir suffisamment édifié le lecteur sur le passé de cette question, entrons sans plus tarder dans les détails de l'enquête qui a été dite, avec cette espérance que, vu l'importance du sujet et la grande notoriété de la plupart des noms que nous invoquerons, aucun ne sera lu sans intérêt.

physème, qui a produit la cicatrisation, prévient les éruptions nouvelles de tubercules, et rend inoffensifs les tubercules déjà existants, puisque ceux-ci, chez les emphysémateux ou asthmatiques, sont bientôt séquestrés par une matière noire qui les entoure de toutes parts. »

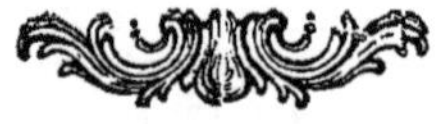

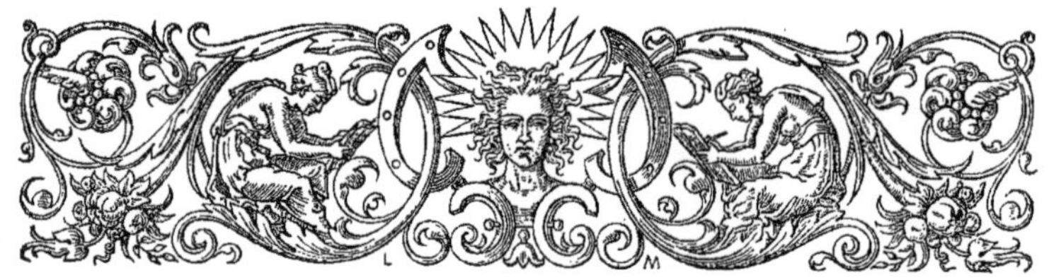

CHAPITRE II

DÉCLAMATION

OPINIONS EXPRIMÉES A SON SUJET PAR LES PROFESSEURS DU CONSERVATOIRE

MM. Samson, Provost, Régnier, Beauvallet, et par M. Ricourt, professeur libre.

. Samson, dont la juste célébrité nous faisait espérer quelques renseignements utiles, n'a fait aucune observation qui puisse éclairer notre sujet. Cet honorable professeur se borne à constater que tous les artistes de sa connaissance au théâtre possèdent d'excellentes poitrines ; mais il ne saurait dire s'ils doivent cet avantage à leur art, ou simplement à une faveur particulière de la nature.

M. Provost considère, en thèse générale, la gymnastique du poumon comme salutaire, de même que l'exercice des autres organes ; mais rien ne l'autorise à penser qu'une personne dont l'organe vocal serait faible, dût aborder la carrière théâtrale.

M. Régnier n'a pas fait d'observations qui lui permettent de formuler une opinion à l'égard de l'influence prophylactique de la déclamation sur la phthisie ; mais il ne se rappelle aucunement avoir vu ses camarades de théâtre devenir poitrinaires par suite de l'exercice de sa profession, qu'il considère comme l'une de celles qui sont le mieux favorables à une bonne hygiène.

Avant d'entrer au théâtre, M. Régnier se destinait à l'architecture ; l'un de ses camarades d'études, fils du docteur Lachèze, dépérissait à vue d'œil ; tout indiquait chez lui la diathèse tuberculeuse ; son père lui fit apprendre à donner du cor, et bientôt le jeune homme revint à la santé, se développa et il est encore aujourd'hui plein de vie.

M. Beauvallet n'a pas fait d'observations particulières pouvant servir à formuler une opinion catégorique sur la question. Cependant cet honorable professeur croit pouvoir affirmer que le théâtre ne saurait convenir à ceux dont la poitrine est faible et qui sont prédisposés à l'affection tuberculeuse. Il fonde cette assertion sur la fatigue que comporte la carrière du tragédien, non-seulement quant à l'organe vocal, mais aussi, et surtout, par rapport au système nerveux que les émotions de la scène ébranlent profondément. Dans le débit et l'action tragique, pour atteindre à l'expression voulue, il faut faire une dépense de forces dont une poitrine faible ne serait point capable.

Il y a dans cette manière d'envisager la question un point de vue très juste en soi, et qui n'est point contradictoire avec notre thèse.

« Je regarde, dit M. Ricourt, directeur de l'École lyrique de la rue de la Tour-d'Auvergne, la déclamation comme éminemment favorable au jeu des poumons.

« J'en ai de nombreux exemples et parmi mes élèves et parmi les artistes. En ce moment, je pourrais présenter une jeune personne qui m'est arrivée pâle, chétive, avec une respiration courte, haletante, et qui, aujourd'hui, a le teint coloré, la constitution forte et robuste. Il a suffi de quelques mois de déclamation pour lui développer le thorax, lui donner une respiration puissante : c'est le temps nécessaire pour guérir tous ces *essoufflés* qui ne peuvent dire deux vers de suite sans s'arrêter quatre fois, et leur faire prononcer de longues tirades sans la moindre fatigue.

« La déclamation exerce une action des plus heureuses sur le système respiratoire ; tous les jours, je suis à même de le constater dans la pratique. Les organes respiratoires prennent des forces comme tous les autres organes, et leur état de santé réagit en bien sur toute l'économie. Je suis un exemple des sujets entretenus dans une santé enviable par l'exercice de la déclamation : j'ai aujourd'hui soixante-deux ans ; me les donnerait-on ? Je dis, sans me fatiguer, une tirade de cinq cents vers, je vais de Paris à Versailles pour une promenade ordinaire, tandis que je vois tous les jours des jeunes gens qui prennent une voiture pour faire la plus petite course, ou qui sont essoufflés pour prononcer deux mots.

« Mais il faut savoir enseigner, c'est-à-dire apprendre à respirer ; malheureusement, c'est un art que, depuis quarante ans, l'on néglige et qui semble inconnu à beaucoup de professeurs de déclamation. Aussi qu'arrive-t-il? c'est que des élèves, pleins de santé, dépérissent à vue d'œil et risquent de succomber, s'ils ne changent de profession ou de professeur... Tout récemment, j'ai vu mourir une belle jeune fille sous la méthode vicieuse d'un professeur que je ne puis citer publiquement. Un étranger qui suivait les mêmes leçons a dû renoncer au théâtre, tellement sa poitrine s'affaiblissait.

« L'essentiel, pour le tragédien, est de savoir respirer, c'est-à-dire de prendre un approvisionnement d'air suffisant et à propos, et c'est là surtout ce que j'enseigne à mes élèves. Mesdames Ristori et Salviani savent respirer; Rachel ne le savait pas : aussi était-elle brisée au sortir de la scène... Que de fois je lui ai dit : « Mais, ma pauvre enfant, vous vous tuez!... » Avec cela, Rachel forçait sa voix, c'est-à-dire qu'elle ajoutait à un premier défaut, au grand détriment de sa santé.

« Il ne suffit pas de forcer sa voix pour accentuer richement, c'est une erreur commune à nombre d'acteurs, et il faut penser avec Monvel que le public entend toujours assez, lorsqu'il entend. »

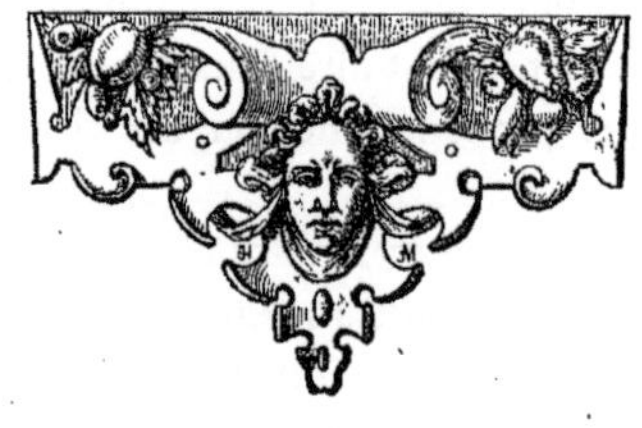

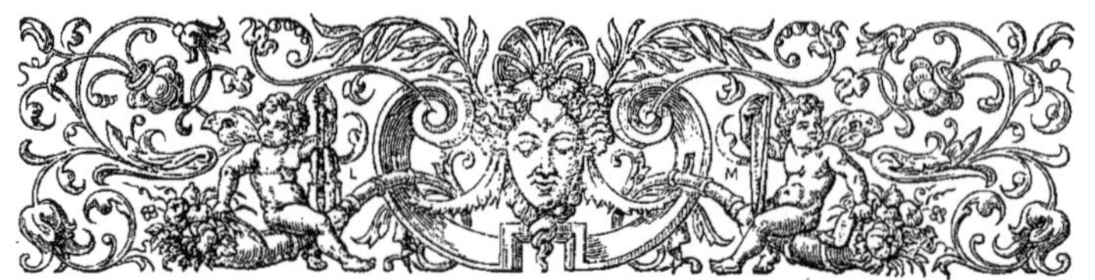

CHAPITRE III

CHANT

A. — Par les professeurs de chant du Conservatoire :
MM. Duvernoy, Révial, Paulin, Moreau-Cinti, Levasseur et Bataille.

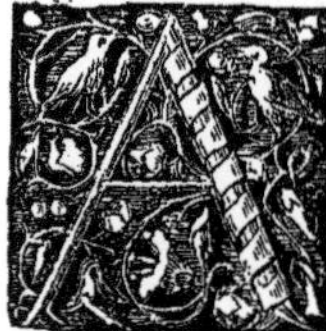

UBER, Halévy, Ambroise Thomas et Berlioz, s'occupant surtout de composition, ne pouvaient nous
fournir des renseignements bien positifs sur l'influence
que le chant, ou le jeu des instruments à vent peut
exercer sur les organes de la respiration; mais nous
n'avons trouvé, chez aucun de ces maîtres éminents,
une opinion hostile à notre thèse.

M. le professeur Duvernoy, qui dirige le pensionnat du Conservatoire, est convaincu qu'un exercice mesuré, prudent et méthodique des
organes vocaux peut beaucoup pour conserver, ou même rétablir la santé
et la vigueur des poitrines faibles. Lui-même jouit d'une santé excellente,
tandis qu'il a vu son frère succomber à une maladie de poitrine. Ce
dernier, qui se destinait à l'École polytechnique, prenant ses études
trop à cœur, s'est éteint d'épuisement. M. Duvernoy ne travaillait pas
avec moins d'ardeur à la musique; mais « grâce à sa profession et aux
influences d'une vie toujours régulière, il a pu, c'est sa conviction, échapper aux conséquences fatales d'une semblable prédisposition. »

M. le professeur Révial a étudié d'une manière toute particulière
le jeu de l'organe respiratoire. Il dirige le travail de ses élèves d'après

des principes méthodiques, de manière à faire donner aux poumons, comme au larynx, tout ce qu'ils peuvent donner, sans jamais arriver jusqu'à la fatigue. Non seulement il pense, avec M. Duvernoy, que le chant n'est pas contraire aux poitrines faibles et qu'il peut être utile comme toute gymnastique d'un organe affaibli, mais il est convaincu qu'avec une bonne application de l'exercice vocal, on peut prolonger, sinon conserver, l'existence la plus compromise par la phthisie. Et M. Révial nous en a donné pour preuve l'observation suivante.

Une jeune personne lui fut présentée, dans un état de maigreur et d'affaiblissement qui attestaient une constitution archi-phthisique : selon le pronostic des médecins, cette demoiselle aurait dû mourir très probablement en 1849 ; mais la pauvre malade, ainsi que cela arrive presque toujours en pareil cas, ne croyait point à la gravité de son état. Elle possédait une fort belle voix : réussir dans la carrière théâtrale était pour elle une ambition d'autant plus ardente, qu'elle y voyait le moyen de procurer quelque aisance à des parents chéris, peu fortunés. M. Révial consentit à entreprendre la cure, autant que l'éducation musicale de cette intéressante élève. Il dut, tant elle était épuisée, prescrire une série d'exercices modérés, un travail de trois, cinq, dix minutes au plus, et de manière à obtenir, dans la journée, un total de deux heures d'exercices seulement. Eh bien ! ce régime a eu pour résultat le rétablissement de cette jeune personne, qui a fourni une carrière théâtrale de onze années, après lesquelles elle s'est éteinte. M. Révial n'a pas de données positives sur sa mort, mais il est tout disposé à croire qu'une rechute est survenue sous l'influence de causes dont les mauvais effets ne pouvaient plus être conjurés par le chant. « Dans ce moment même, j'ai, parmi mes élèves, nous dit M. Révial, une demoiselle évidemment phthisique, dont l'état s'est beaucoup amélioré, depuis qu'elle suit mes leçons et mes conseils. »

M. Paulin est également persuadé que, par une bonne méthode de chant, on peut conserver et même rendre la santé. S'il constate avec ses collègues que l'exercice abusif des poumons, mais surtout l'exercice mal entendu sous le rapport de son appropriation à l'état de santé et aux forces de l'élève, peut faire beaucoup de mal, il ne peut citer, dans sa pratique, aucun exemple de la malfaisance de la gymnastique vocale. La conviction de l'utilité du chant comme préservatif de la phthisie pulmonaire, est tellement arrêtée dans l'esprit de M. Paulin, qu'il nous disait, quand nous lui parlâmes de notre intention de publier un travail sur ce sujet : « Vous rendriez, monsieur, un grand service aux familles, car

« souvent, quand je voyais s'étioler de pauvres jeunes gens, j'aurais offert
« de les sauver si je n'avais craint de paraître convoiter des leçons. »

M. Moreau-Cinti était très convaincu que le chant, bien dirigé, est le
moyen de donner à ceux qui ont des poitrines faibles, force, ampleur
de formes et santé, et il en citait plusieurs exemples pris dans sa famille
et parmi ses élèves. Cet éminent artiste devait nous fournir à ce sujet
des faits circonstanciés; malheureusement, la mort est venue subite-
ment l'empêcher de tenir sa promesse.

M. Levasseur pense que le chant, qu'il considère comme une gymnastique excellente en elle-même, ne devrait pas cependant être conseillé à
une poitrine faible.

M. Bataille professe, comme tous les hommes pratiques, une opinion
favorable à la gymnastique pulmonaire, bien qu'il n'ait pas à nous
citer des exemples remarquables de la nature de ceux qui nous ont été
fournis par quelques-uns de ses collègues émérites du Conservatoire.
Nous ne saurions mieux finir cette série de renseignements officiels que
par une courte exposition des vues propres à ce Professeur, qui fut un
artiste des plus distingués, et faillit, après cinq ans d'études, devenir
notre confrère en médecine : le sujet est doublement, on le voit, de sa
compétence.

M. Bataille regarde avec nous la gymnastique pulmonaire comme un
excellent moyen prophylactique de la phthisie. Ainsi que tous ceux qui
ont sérieusement étudié la question, il insiste sur l'indispensabilité d'ap-
porter dans la direction des études de l'élève une prudence éclairée, surtout dans le cas où le sujet est porteur d'organes faibles et menacés de
tuberculisation. Mais la gymnastique du poumon, si excellente qu'elle
soit, ne saurait être considérée comme un moyen curatif. Selon M. Bataille, ce serait s'abuser que de ne point faire cette distinction essentielle. Lui-même croit devoir la belle santé dont il jouit à sa profession, qui l'a sauvé d'une maladie très grave de la poitrine, mais il n'a
jamais cru être tuberculeux, et il ne connaît aucun exemple d'affection
tuberculeuse bien positivement constatée qui ait cédé à l'exercice du
poumon.

B. — Par les professeurs libres : MM. Massé, Allary, Marini, Duprez, Vautrot,
Delsarte, Ponchard et Fargueil.

M. Massé, ancien chanteur distingué de l'Opéra-Comique, et qui
aujourd'hui se consacre entièrement à l'enseignement du chant, professe

une opinion si formellement favorable à l'utilité d'une gymnastique rationnelle du poumon, qu'il préparait même, nous dit-il, un livre sur la question, où il traitait d'une méthode de chant à ce point de vue. Antérieurement, M. Massé avait fait de la respiration une étude particulière, et déjà, lors de son retour d'Italie, en 1855, il eut occasion de faire part de ses vues sur ce sujet à M. le docteur Mandl, qui en aurait pris occasion de faire le travail dont nous avons parlé *sur la fatigue de la voix dans ses rapports avec la respiration.*

M. Allary professe la même opinion que les autres Maîtres dont nous venons de parler. Comme eux, il est convaincu que la gymnastique vocale est salutaire à l'organe respiratoire, aussi bien qu'un exercice normal est nécessaire aux autres organes; mais, comme ces messieurs, il insiste sur le danger de procéder en cela sans méthode, ni ménagement. A ce propos, M. Allary nous a cité un remarquable exemple de l'abus pernicieux de l'exercice pulmonaire : il avait pour élève l'une des filles du célèbre Lablache, jeune personne d'un beau talent et qui paraissait douée d'une constitution très forte, car, à quinze ans, elle était grande, belle et développée comme une femme de vingt ans.

Le judicieux Professeur, préoccupé, non sans raison, d'une croissance aussi précoce, recommandait à son élève de travailler avec ménagement, de ne pas chanter plus de deux à trois heures par jour, en ayant soin d'alterner le travail avec le repos, et de le partager par fractions d'un quart d'heure à une demi-heure au plus; mais mademoiselle Lablache se piquait de rivaliser avec la Malibran, qui alors, plus que jamais, forçait ses moyens en chantant dans des registres trop élevés, et la pauvre enfant mettait tant d'acharnement à atteindre aux prodiges de son modèle, qu'elle chantait presque constamment, à l'insu et malgré les recommandations de son professeur. Celui-ci s'aperçut bientôt d'un peu de gêne dans la respiration de son élève, et ne fut pas [longtemps à en soupçonner à la fois la cause et la gravité. Il fit part de son observation et de ses craintes à M. Lablache, qui les crut exagérées : — « Jamais, dans sa famille, il n'y avait eu de poitrinaires, et ses enfants lui semblaient être de force à résister même à l'abus du chant. » Au bout de quelque temps, la respiration devint encore plus embarrassée, les pommettes des joues se colorèrent d'une teinte caractéristique, la jeune fille commença à perdre de son embonpoint, de sa gaîté et de son appétit. La toux survenant, on consulta le médecin, qui déclara le cas très grave, et, en effet, quelques mois après, mademoiselle Lablache succombait à une phthisie aiguë...

Nous avons eu souvent occasion d'entendre, chez M. le docteur Trousseau, la sœur de cette infortunée si prématurément arrachée à l'art dans lequel son père a laissé tant de brillants souvenirs, madame de C..., que le monde a enlevée à la scène, où son magnifique talent lui eût valu de briller au premier rang ; jamais nous n'avons rencontré d'organisation physique plus forte, de poitrine mieux conformée.

M. le professeur Pierre Marini, ancien directeur du Conservatoire de Madrid, partage en tout point l'avis des maîtres français sur l'influence préservatrice que possède le chant contre la phthisie. Il a vu plusieurs fois des élèves d'une santé fort affaiblie reprendre des forces et de fraîches couleurs par le bon effet des leçons de chant qu'il leur donnait ; mais il ne faut pas oublier de mentionner que M. Marini, comme tous ceux qui ont étudié sérieusement cette question, fait aussi ses restrictions et insiste beaucoup sur la nécessité absolue d'une direction scrupuleuse des exercices.

M. Duprez ne fait aucun doute que les poumons ne gagnent à la gymnastique ce qu'y gagnent tous les organes, c'est-à-dire une plus grande vigueur, le retour de la santé perdue, ou tout au moins le prolongement de la résistance contre le mal ; mais il a négligé, dans le cours de sa carrière, déjà si longue, de faire de ces observations particulières qui seraient dans sa bouche d'une si grande valeur.

M. Vautrot, directeur du chant au grand Opéra, a toujours, depuis bientôt quinze ans qu'il appartient à notre première scène lyrique, vu les poitrines s'y fortifier sous l'influence des exercices vocaux, et très souvent des personnes faibles de constitution y acquérir de la force, ou tout au moins des apparences de santé qu'elles n'avaient point jusque-là. M. Vautrot ne se rappelle personne qui, dans les chœurs qu'il dirige, ait succombé à la phthisie, ou seulement ait été obligé de quitter le théâtre pour maladie du *poumon* — nous ne disons pas du larynx — causée par sa profession. Il admet l'influence d'une bonne ou d'une mauvaise respiration, mais seulement quant à la durée et aux qualités de la voix. Là-dessus, M. Vautrot a eu l'obligeance d'entrer avec nous dans des détails qui ne sauraient trouver ici leur place.

M. Delsarte tient école, depuis trente années. A l'âge de dix-sept ans, il avait déjà un engagement, mais, dès lors, sa voix commençait à se briser dans les notes élevées. Obligé de renoncer au théâtre, il se fit Professeur. M. Delsarte n'a jamais connu aucun phthisique parmi les chanteurs. Il est très persuadé que le chant est un excellent moyen pour fortifier les poitrines faibles. Autrefois, il mesurait les poitrines des débutants, et, à peine les leçons avaient-elles duré un mois ou deux, que déjà, pour enceindre la poitrine à la même hauteur, il fallait allonger le lien de plusieurs centimètres. Plus tard, il a négligé ce soin, mais ses élèves le prenaient pour lui (1).

M. Delsarte professe sur le *brisement* de la voix, sur la théorie de la formation *des sons, sur les divers degrés d'élévation* ou d'abaissement du larynx, réputés nécessaires pour la production des sons aigus ou graves, des idées dont nous mentionnerons ici seulement celles qui importent à notre sujet :

Dans sa méthode de chant, M. Delsarte a deux principes :

1° Maintenir le poids du corps un peu en avant, et portant sur la plante des pieds, au lieu de porter sur les talons. En cet état, selon M. Delsarte, la poitrine se remplirait mieux d'air, avec moins d'efforts, et il ne serait nullement besoin de tenir compte des différentes manières de respirer qu'on a appelées respiration costale, ou diaphragmatique, distinctions sans aucune importance à ce point de vue.

2° Émettre la voix *par échappement,* c'est-à-dire sans effort ni fatigue, sans *pousser*, et en quelque sorte avec plaisir, comme pour se débarrasser du trop plein, et de manière à ce qu'il reste toujours assez d'air dans le poumon pour fournir de nouvelles notes au besoin.

Dans l'inspiration, il faut distinguer, selon M. Delsarte, *l'inspiration vitale,* qu'il évalue pour ses effets à environ le tiers de la capacité de la poitrine, — et *l'inspiration vocale,* qu'il prétend égale aux deux tiers de la plus grande capacité possible. C'est le vent de cette inspiration qu'il faut dépenser, et qui ne coûte rien ni ne nuit. Enfin, il faut respirer à l'aise dans les grandes phrases musicales, et, pour éviter la fatigue, ne chanter qu'une heure au plus par jour, mais en quinze, vingt ou trente fois, afin d'entremêler le travail effectif de beaucoup de repos.

M. Delsarte, qui tient M. Duprez pour un éminent professeur autant que pour un grand artiste, pense qu'il doit fatiguer les voix parce qu'il habitue l'élève à dépenser la partie d'air qui constitue ce qu'il appelle l'inspiration vitale, dépense que l'on ne doit faire que très exceptionnellement. « *Il pousse trop,* » nous dit-il.

M. Ponchard père ne s'est jamais préoccupé de l'influence que le chant peut exercer sur les poumons. Il n'est pas éloigné de penser cependant que cet exercice est plutôt salutaire que nuisible, surtout s'il en juge par

---

(1) MM. Hirtz et Bournet ont constaté et établi par des recherches précises, que le thorax devient, en effet, plus étroit à son sommet à mesure que la phthisie se développe, que la circonférence supérieure diminue par rapport à l'inférieure et finit par devenir plus étroite que cette dernière, ce qui est le contraire dans l'état normal. M. le docteur Woillez a cru trouver que la diminution portait sur le diamètre transversal.

lui-même, car il jouit encore aujourd'hui d'une magnifique santé. « Et pourtant, nous disait-il, nul n'a chanté plus longtemps que moi. Il est vrai que, de mon temps, on ne faisait pas de la musique aussi savante qu'aujourd'hui. Nous chantions avec les moyens que la nature nous avait donnés, sans nous inquiéter si nous respirions des côtes ou du diaphragme. Et, chose singulière, malgré notre ignorance profonde de l'art de respirer et de beaucoup d'autres choses, nous chantions bien et longtemps avec nos pauvres voix naturelles ; tandis que depuis que des savants se sont mis à fabriquer des voix, on n'entend plus parler que de chanteurs épuisés et de voix perdues. »

M. Fargueil père décline son incompétence sur la question médicale, mais il peut citer des faits :

« Dans ma longue carrière, j'ai connu, dit-il, des gens de constitution moins qu'ordinaire, que la vocalisation a si bien fortifiés, que la vieillesse n'a été pour eux que la continuation de l'âge mûr. Je suis moi-même un de ces heureux exemples. Je suis resté quarante ans au théâtre, j'ai chanté quatre cents rôles et j'ai — devinez mon âge ? — soixante-dix-huit ans bien sonnés. Sans flatterie, me les donneriez-vous (1) ? Je dois ajouter, cependant, que j'ai vu mourir de la poitrine des chanteurs, et, entre autres, un de mes camarades, qui a succombé à vingt-huit ans. Mais ces exceptions malheureuses sont en très petit nombre, et j'en attribue particulièrement la cause à ce qu'on avait surmené les victimes. L'artiste s'épuise à chanter plus haut que ne lui permet son larynx. Pour que l'art et la santé marchent de pair, il faut apprendre à respirer, chanter sur le plein de sa voix, et ne point crier comme le font si souvent les débutants.

« Tous les enfants de chœur des anciens chapitres avaient de la voix, parce qu'on leur apprenait à vocaliser avec *mezzo voce*.

« Aujourd'hui, les professeurs font effort pour enfler la voix, tandis que, autrefois, il était recommandé de l'amoindrir et de la réserver pour les passages qui en avaient le plus besoin.

« Une éminente cantatrice de nos jours, madame C..., n'a point succombé à la phthisie, que tout semblait lui présager, que parce qu'elle use de la méthode des anciens maîtres.

« Si un sujet faible de poitrine me demandait conseil, je l'engagerais à travailler la gamme ; si, au contraire, il voulait acquérir de la voix, je lui dirais de se mettre à la vocalise.

(1) M. Fargueil a encore vécu douze années.

C. — Par les chefs des maîtrises de Notre-Dame, Saint-Sulpice, Saint-Roch
et de la Madeleine.

Il est regrettable, pour la question dont nous nous occupons, que les
Sociétés chorales, dont l'ORPHÉON répand la bienfaisante influence artis-
tique et morale dans tout le Pays, sous la direction zélée de M. Delaporte,
ne possèdent pas encore leur statistique médicale. Il y aurait, sans aucun
doute, de précieux renseignements à y puiser.

Après avoir étudié l'influence du chant chez les adolescents et chez les
adultes, il nous a paru intéressant, et même nécessaire de suivre particulièrement la même influence chez les enfants. Nous ne pouvions mieux
nous adresser pour cela qu'aux différentes maîtrises de nos grandes églises
de Paris. On sait, en effet, que l'éducation musicale n'y porte que
sur de jeunes sujets.

M. le maître de chapelle de Saint-Roch considère la gymnastique pulmonaire comme un excellent moyen de développement pour la poitrine
des enfants ; pourvu que le chant soit bien dirigé, que le Maître sache
surtout préparer l'organe de l'élève à émettre le son. Cet honorable professeur ne connaît pas d'exemple où le chant ait été une seule fois nuisible à la santé.

M. Péters, musicien fort distingué qui enseigne le chant aux enfants de chœur de la Madeleine, nous a confirmé de tous points les
renseignements que nous possédions d'ailleurs. Pour cet artiste, qui
compte déjà plus de cinquante années de maîtrise dans les chapelles
de Rouen, de Chartres et de Paris, c'est un fait incontestable que le
chant est une gymnastique très salutaire au développement de la poitrine. M. Péters en est lui-même un remarquable exemple, car jamais
on ne vit une plus belle vieillesse que la sienne. Toutefois, M. Péters
ne pourrait citer, dans toute sa longue carrière, un seul cas où l'exercice du chant ait rendu la santé à une poitrine déjà malade. Dans son
opinion, cet exercice ne saurait convenir à des poumons sérieusement
compromis, et il se ferait même un scrupule de jamais faire chanter une
personne phthisique. N'y aurait-il pas chez M. Peters, dans un reste de
préjugé, la cause d'une opinion contraire à celle que nous avons entendu
professer par d'autres Maîtres non moins expérimentés ? C'est là une
question que nous ne faisons que poser... Sans prétendre rien préju-
ger, que serait-il arrivé, par exemple, si M. Peters, adoptant une toute
autre manière de voir, eût appliqué avec mesure et persévérance son

excellente méthode à des enfants tuberculeux ? C'est un fait bien important pour le sujet dont nous nous occupons que, dans le grand nombre d'enfants dont il a dirigé l'éducation musicale, depuis plus de cinquante ans, aucun ne soit devenu phthisique, tandis que tant de raisons, telles que l'âge de ses élèves, leur origine qui est aussi un peu celle des demoiselles du Conservatoire, militaient pour qu'il en fût autrement. Nous n'insisterons pas, car notre but n'est point de prouver que la gymnastique pulmonaire est un moyen curatif de la phthisie.

Le vénérable abbé qui est à la tête de la maîtrise à l'église métropolitaine de Notre-Dame, et que sa longue pratique spéciale a mis à même d'observer les effets de l'exercice du chant sur la santé des nombreux enfants dont il a dirigé et dirige encore l'éducation, n'a pu nous citer aucun cas où cette gymnastique ait été nuisible. Dernièrement, un jeune enfant de chœur qui, comme tous les sujets de son âge, avait apporté dans ses ébats enfantins plus d'ardeur que de prudence, se trouvait souffrant, il toussait beaucoup et commençait à perdre de son entrain, de sa gaieté et de son appétit. M. l'abbé X..., craignant que le chant ne fût cause de cette indisposition, s'empressa de consulter un médecin en qui il a toute confiance, pour savoir s'il ne conviendrait pas de suspendre les leçons de chant. Le docteur constata les symptômes d'une affection dont un refroidissement devait être la cause, mais il ne crut pas devoir interdire l'exercice choral. L'enfant continua donc de chanter, il se rétablit quand même, et sa poitrine, un moment affectée, ne s'en trouva et ne se porta que mieux depuis.

Enfin M. Renaud, qui professe depuis vingt ans et dirige en ce moment la maîtrise de Saint-Sulpice, en même temps qu'il donne des leçons dans plusieurs maisons d'éducation, n'a jamais vu le chant être nuisible, même aux poitrines délicates. Cet honorable professeur a souvent observé, au contraire, que des enfants malingres, à la poitrine étroite, à la voix grêle, se développaient rapidement et prenaient une bonne carrure sous l'influence du chant prudemment dirigé. Parmi ses élèves, s'en trouvait-il de tuberculeux ? C'est ce que M. Renaud ne saurait affirmer, n'ayant pas eu à cet égard l'avis des médecins.

Ne faut-il point noter ici comme ressortissant au même sujet, la robuste santé que présentent tous nos chantres d'église ? A les voir, avec leurs vastes poitrines, sonores comme des tuyaux d'orgues, quel anatomiste oserait espérer de rencontrer jamais dans leurs poumons des traces de la diathèse tuberculeuse ? Une seule chose paraît affecter leur gosier infatigable, c'est, dans les cérémonies en plein air, lorsque la voûte de nos basiliques n'est plus là pour répercuter leur voix, la nécessité où ils se trouvent de faire de grands efforts, pour en maintenir le timbre et la sonorité. Mais les indispositions qui en résultent ne sont ni dangereuses ni de longue durée.

Terminons enfin ce qui est relatif au chant par ce fait que nous tenons de l'un des hommes les plus érudits et les plus sympathiques de notre époque. M. l'abbé Moigno a connu un prêtre que la compagnie de Jésus refusait d'admettre dans son ordre, parce qu'il était phthisique. Un médecin, dont l'opinion avait sans doute devancé la nôtre, consulté à ce propos, conseilla de le recevoir, mais à la condition de le faire chanter beaucoup au lutrin, promettant que sa santé se rétablirait, ce qui arriva en effet. M. Moigno a fermé dernièrement les yeux de ce révérend père qui est mort à l'âge de 94 ans.

D. — Par les médecins : MM. Bataille, Segond, Mancel, Fossati, Cabarrus et Chevé.

Nous avons dit plus haut l'opinion de M. Bataille, qui appartient, presque à titre égal, à l'art et à la médecine. Voici maintenant celle d'un homme d'une compétence non moins grande sous tous les rapports.

M. le docteur Segond, ancien professeur agrégé de l'École de médecine, auteur du *Traité de l'hygiène du chanteur*, et qui est devenu depuis, sous le non de Salviani, l'un des artistes en renom de la scène lyrique, ne fait pas de doute que la gymnastique du poumon ne soit utile pour renforcer cet organe, et ne puisse tout au moins retarder son invasion par des tubercules. Mais il pense que, toutes choses égales d'ailleurs, il ne faut pas confondre une gymnastique bien dirigée avec le violent exercice pulmonaire auquel est forcé le chanteur d'une scène d'opéra, en raison des conditions d'expression et de toutes les autres causes qui déterminent une fatigue facile à éviter, du moment où cet exercice est dirigé d'une manière hygiénique et médicale. Il convient d'ailleurs que, dans la classe des chanteurs encore plus que dans celle des artistes dramatiques, cette fatigue elle-même ne paraît point avoir de fâcheuses conséquences. Il n'a connu, pour son compte, aucun chanteur mort de phthisie pulmonaire, ou seulement obligé de suspendre sa carrière pour cause de phthisie. « Je crois même, disait M. Segond, que l'exercice de la voix peut offrir une ressource précieuse de traitement, lorsqu'il est bien dirigé et que le mal est à son début. « Je citerai, pour exemple, un élève de M. Duprez, école où l'artiste n'a pas l'habitude de ménager sa voix, dont l'existence très compromise par une phthisie des plus caractérisées, semble entretenue depuis deux ans par le chant. »

M. Segond, qui nous tenait ce langage à la date du 3 avril 1858, se plaisait encore à reconnaître que tous les virtuoses (pianistes, violonistes, harpistes, etc.), ont en général un aspect malingre, qui contraste singulièrement avec l'apparence de santé florissante qu'ont presque tous les chanteurs.

M. le docteur Mancel, médecin du Conservatoire depuis vingt-neuf années, mais appelé à donner des soins seulement aux élèves pensionnaires qui sont toujours en très petit nombre, n'a pas pu faire des observations très suivies sur l'influence du chant. Toutefois, il nous a signalé un fait, le seul à sa connaissance qui emprunte un certain intérêt à son isolement. C'est celui d'un jeune homme qui, dans la première année de son séjour au pensionnat, fut pris d'un crachement de sang. Cet élève s'en retourna aussitôt dans sa famille, qui habitait le midi de la France, et on a entendu dire depuis qu'il était mort de phthisie.

M. le docteur Fossati est, depuis plus de trente ans, médecin du théâtre des Italiens, et il n'a connu aucun cas de phthisie parmi les chanteurs de ce théâtre. Il professe très formellement l'opinion que le chant est un exercice salutaire aux poumons. L'art de respirer, pour notre éminent confrère, est plus qu'on ne pourrait le penser, l'un des premiers principes de la santé. Aussi considère-t-il comme très funeste la manie qu'adoptent de plus en plus les familles de faire chanter leurs enfants au piano, ce qui est absolument contraire aux lois d'une bonne expansion de la poitrine.

M. le docteur Cabarrus observe depuis vingt ans le personnel de nos théâtres lyriques, et cependant il n'a vu qu'une seule chanteuse mourir de phthisie. C'est mademoiselle B..., enlevée, il y a deux ans, à l'Opéra Comique. Cette immunité des chanteurs à l'égard de la phthisie est d'autant plus remarquable, suivant l'observation judicieuse de notre très compétent confrère et ami, que, sur dix élèves entrant au Conservatoire, il y en a au moins la moitié de phthisiques, ou qui sont prêts à le devenir. On sait, en effet, les conditions déplorables sous tous les rapports, dans lesquelles naissent et vivent en général ces élèves avant leur entrée à l'école.

L'exemple le plus frappant de ce que peut faire le chant en pareil cas est, nous dit M. le D\u02b3 Cabarrus, celui de madame C..., une de nos plus éminentes et infatigables artistes. Cette dame, dont la jeunesse s'est passée dans les privations et les conditions hygiéniques les moins propres à la santé, a la poitrine tellement conformée qu'on aurait peine à comprendre qu'elle pût supporter les fatigues de sa profession, si le chant n'était point un exercice éminemment salutaire. Mademoiselle X..., autre grande cantatrice, appartient à une famille de phthisiques. Elle-même a des tubercules en très grand nombre au poumon droit, dont j'ai constaté l'existence. Sa conformation est des plus mauvaises, et pourtant elle vit et vivra longtemps, grâce au chant, qui la conservera pour le bonheur des nombreux amateurs de son très grand talent et de sa magnifique voix.

« Ce qui tue les voix, c'est qu'on fait chanter dans des registres trop élevés... On outre les moyens des chanteurs, on les surmène. »

Avant M. Cabarrus, M. Benati, médecin du théâtre Italien, tenait la même place dans le public théâtral. Pour M. Benati, dès qu'un chanteur était malade, il fallait le mettre au repos. Pour M. Cabarrus, c'est le contraire. En vingt années, il n'a jamais arrêté un chanteur; aucun directeur ne saurait lui reprocher d'avoir fait faire une seule fois relâche. M. Cabarrus pense qu'en pareil cas l'économie c'est la ruine : le chant serait, suivant son expression pittoresque, « la véritable huile de foie de morue des phthisiques. » Aussi doit-on ordonner le chant à toutes les personnes qui sont faibles de poitrine. La manière de respirer et d'émettre le son est capitale pour le chanteur. Elle est également d'une grande importance, au point de vue prophylactique de la phthisie. Plusieurs de nos grands artistes n'ont été perdus pour la scène, disait notre très regretté confrère, que parce qu'on a suivi à leur égard le précepte de M. Benati : témoins mademoiselle Falcon, et plus récemment M. Bonnehée.

M. le docteur Chevé, l'honorable propagateur en France de la méthode de musique Galin-Paris-Chevé, nous disait : « Un jour, la musique vocale fera rigoureusement partie de l'enseignement obligatoire, et on ne verra plus que de larges poitrines et des visages épanouis. »

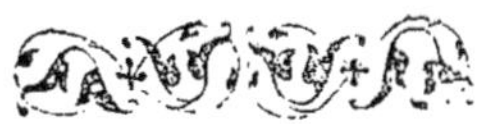

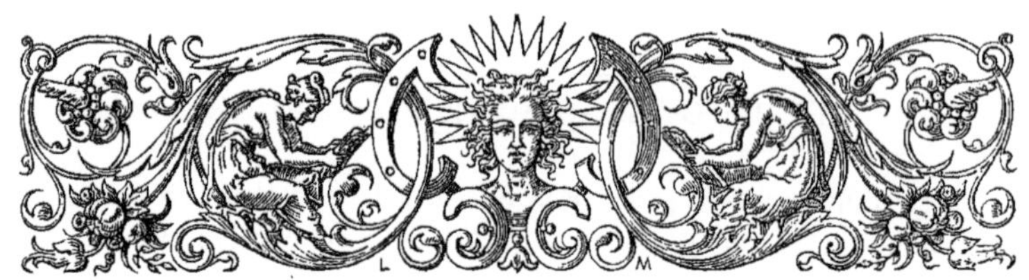

CHAPITRE IV

JEU DES INSTRUMENTS A VENT

A. — Par les professeurs du Conservatoire : MM. Sax, Meifred, Klosé, Dauverné, Dorus et Tulou, et par un amateur passionné de la flûte.

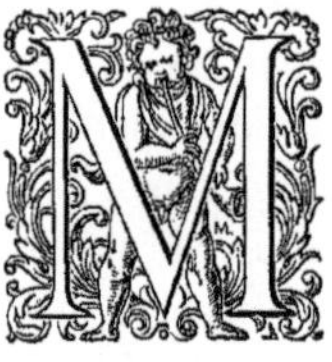

. A. Sax n'est pas seulement un maître dans la facture des instruments à vent. Il est en outre, depuis quinze ans, professeur de saxophone au Conservatoire. Nous avons dit en commençant son opinion et les preuves très remarquables qu'il a puisées dans sa propre famille pour appuyer la thèse que nous soutenons : nous y reviendrons un peu plus loin.

M. Meifred, premier cor à l'Opéra depuis plus de trente ans, est aussi professeur de cet instrument au Conservatoire. Il nous a confirmé pleinement l'opinion de M. Sax, en y ajoutant cette remarque, intéressante au point de vue pratique, que les lèvres, chez ceux qui donnent du cor, se fatiguent très vite et ne permettent pas de jouer plus d'un quart d'heure sans se reposer. Ce repos, nécessaire pour laisser les lèvres se refaire, serait lui-même un excellent préservatif contre les excès de travail que l'élève est quelquefois porté à commettre par son désir d'arriver plus vite, et le danger, s'il y en avait, serait ainsi écarté. Peut-être, nous disait M. Meifred, n'aurait-on pas le même avantage avec tout autre instrument pour lequel il suffit de souffler. — On se rappelle le fait, rapporté plus haut, relatif au fils de M. le Dr Lachèse que son père guérit en le faisant donner du cor.

M. Klosé, professeur de clarinette, n'a jamais remarqué, durant la longue période où il a pratiqué ou enseigné, qu'aucun de ceux qui jouent de cet instrument en éprouvât de mauvais effets. Quand nous avons eu l'honneur de voir ce professeur, il était entouré d'une dizaine de jeunes gens, ses élèves, dont les larges poitrines et le teint vigoureux attestaient l'excellente santé. De tous les instruments à vent M. Klosé n'en sait qu'un seul qui pourrait être nuisible à la poitrine, c'est le hautbois, car, pour en jouer, il faut constamment retenir son souffle et cela doit, suivant lui, fatiguer les poumons par l'arrêt forcé qu'en éprouve le mécanisme respiratoire.

M. Dauverné, professeur de trompette, pense, comme tous ses collègues, que la gymnastique du poumon est très salutaire. Il ne connaît aucun exemple où son instrument ait été nuisible (1).

M. Dorus, professeur de flûte, considère sa profession comme une excellente gymnastique, aussi bien que le chant. Ainsi sa sœur, qui professe le chant, et lui ont dû à leur art de conserver une santé d'autant plus remarquable, qu'ils appartiennent à une famille de phtisiques dont tous les membres ont succombé. Mais M. Dorus, qui connaît les dangers d'un exercice abusif des organes respiratoires, insiste sur la nécessité de soumettre les travaux des élèves à la direction éclairée d'un médecin, ou tout au moins d'un professeur prudent.

M. Tulou, professeur de flûte au Conservatoire, a joué toute sa vie de cet instrument. Tout le monde a pu entendre ses admirables modulations, et les imitations frappantes qu'il savait en tirer naguère à l'Opéra sur le chant de Philomèle.

« Il vient de demander sa retraite, nous disait, en octobre 1859, M. Girard, à 75 ans passés et encore dans toute la force de son talent ; sa santé est une des plus belles qu'on puisse citer. »

Puisque nous en sommes sur le compte de la flûte, qu'on nous per-

---

(1) M. Fargueil, cité plus haut, faisant appel une autre fois à des souvenirs qui paraissaient remonter à plus de soixante ans, nous dit :

« Parmi les instruments à vent, c'est la trompette qui m'a semblé avoir les plus heureux résultats sur la santé générale des instrumentistes, auxquels elle fait encore gagner du côté de la voix. Ainsi Chollet, qui avait une voix si admirable et l'a conservée tant d'années, avait sonné de la trompette à l'Odéon, et la voix la plus forte, que j'aie jamais entendue, appartenait à un ancien trompette de l'Opéra qui, avant de prendre son instrument, n'avait pas le moindre filet vocal.

mette de rapporter en la forme un peu humoristique et familière où nous les a données un amateur passionné de cet instrument, quelques merveilles curatives qui lui seraient dues tout spécialement.

M. D..., cet amateur et de plus ancien magistrat, nous disait un jour : « La musique!... mais elle rend la santé et prolonge la vie, en tant qu'on l'emploie à exercer les organes pulmonaires. Admettons que je ne lui doive pas moi-même ma santé, ce que je crois cependant, je vous citerai vingt personnes auxquelles le cor ou la flûte ont rendu la vie.

« Mon père était d'une faible constitution, fortement asthmatique : il a joué de la flûte par désœuvrement, et, le jour où il est devenu de première force en musique, il est aussi devenu de première force en santé.

« Vous savez qu'à la vue d'un sujet grêle, chétif, on dit communé-« ment : « *Il ne vivra pas.* » On le disait aussi d'un nommé Sauvage que j'ai connu, et cependant il a vécu, grâce à la flûte.

« Tout jeune, j'ai vu à Calais un M. Villequin qui paraissait fort menacé de la poitrine; il consulta son beau-père, le docteur Grasse, qui l'engagea à étudier le cornet à piston. Aussitôt ce poitrinaire se mit en retard pour payer sa dette à la nature; il a aujourd'hui cinquante et quelques années, et semble peu disposé à l'acquitter.

« En province, on se désennuie en faisant de la musique. Savez-vous qui l'enseigne? Des fils d'artisans, trop débiles pour exercer la profession de leur père. Ces gens si faibles, si malingres, prennent immédiatement une carrure solide et de robustes poumons.

« A Boulogne-sur-Mer, un M. Routier, trop faible pour donner le coup de fer du chapelier qui exige une certaine force de bras, renonça à la profession paternelle pour embrasser celle de professeur de musique. Il enseigna le cor, la flûte, la clarinette : aujourd'hui il a soixante-douze ans et des poumons de fer; je m'étonne même qu'il ait quitté la vie militante et pris sa retraite aux Batignolles.

« A Boulogne encore, j'ai connu un sujet réputé poitrinaire, en tout cas trop faible pour exercer la profession de charpentier, qui, à vingt-cinq ans, se mit à étudier, puis à enseigner le cor et la clarinette. Il joue dans les bals de la ville, il ne tousse plus, et, à quarante-deux ans, il a une poitrine qu'envierait un jeune homme de vingt ans. Moi-même j'ai eu à Abbeville pour professeur de flûte un homme trop débile pour embrasser une profession manuelle, et qui était presque moribond lorsqu'il commença ses études. Aujourd'hui cet homme se porte admirablement bien. »

M. D. a dépassé maintenant soixante-dix ans, et il continue à jouir de la santé la plus enviable.

B. — Par les facteurs d'instruments de musique : MM. Sax (Adolphe et Alphonse),
Gautrot, Besson, Raoux, Courtois et Halary.

Les facteurs d'instruments à vent ont été unanimes pour déclarer bien fondée la thèse que nous soutenons. Après avoir donné la place qui lui revenait à l'opinion de M. Adolphe Sax, il n'est que justice d'y ajouter d'abord celle de son frère junior, M. Alphonse Sax, auquel sont dues les premières tentatives d'orchestres féminins, créés précisément en vue du but que nous nous proposons.

Dans une lettre publiée par *le Courrier médical*, M. Alphonse Sax dit :

« Je prétends combattre par les faits le préjugé que l'usage des instruments à vent, et particulièrement des instruments en cuivre, prédispose singulièrement à la phthisie pulmonaire. Fils de facteur d'instruments à vent, facteur moi-même et instrumentiste (M. Sax junior passe pour un maître dans le jeu de la flûte), j'ai été, pendant tout le cours de mon existence, en rapport avec des milliers d'artistes jouant de ces instruments prétendus si pernicieux à la santé, et cependant *trois seulement* de ces artistes sont, à ma connaissance, morts de la poitrine. Encore faut-il ajouter qu'il fut constaté que les malheureux ne furent point victimes de leur profession, mais bien des excès de toute nature auxquels ils s'étaient constamment adonnés.

« Les personnes qui se livrent à la pratique des instruments à vent se distinguent, en général — tout le monde a pu le remarquer — par une poitrine large et une carrure très arquée des épaules qui ne coexistent guère avec la phthisie. Le contraire s'observe chez les disciples de Paganini et les pianistes, témoins Liszt, Litolff, Haller et A. Dupont, pour n'en citer que quelques-uns parmi les plus célèbres. Deux de mes frères et moi qui, dès les premières années, avons soufflé dans un instrument à vent, sommes les seuls sur onze enfants qui ayons échappé à la phthisie. Indépendamment des qualités extérieures qui mettent en relief leur vigueur, les artistes qui jouent d'un instrument à vent se distinguent, en général, par un excellent appétit, par des digestions promptes et faciles. Pour que les instruments à vent produisent les bons effets qu'on est en droit, selon moi, d'en attendre, il importe que le professeur apprenne à ses élèves à bien respirer. Je suis si parfaitement convaincu des résultats heureux que peut amener pour la santé l'exercice des instruments à vent, que je voudrais voir même les femmes appelées à en user. »

M. Gautrot, dont la fabrication d'instruments de musique en cuivre a pris une extension tout à fait hors ligne (environ six cents ouvriers sont occupés tant dans ses ateliers de Paris que dans ceux qu'il a créés à Château-Thierry), M. Besson, M. Halary, M. Raoux, qui est en même temps cor à l'Opéra, les frères Courtois, etc., ont tous exprimé une même opinion favorable, quant à l'influence favorable du jeu des instruments qui nous occupe. L'un de ces honorables Facteurs, M. Halary, qui est aussi un artiste des plus forts sur le piston, nous a transmis, par écrit, des réflexions dont voici quelques extraits :

« Je regarde le jeu des instruments à vent comme un exercice gymnastique très salutaire aux poumons. La durée de l'étude doit être seulement proportionnée à la force physique individuelle, bien que plusieurs de mes collègues, attachés aux théâtres de l'Opéra, des Italiens et de l'Opéra-Comique, aient prouvé depuis longtemps que la fatigue, souvent très grande de ces différents services, semble parfois supportée beaucoup mieux par ceux dont la constitution paraît relativement faible et chétive.

« L'émission du son est une chose excessivement sérieuse, mais trop souvent, — hélas ! — négligée par le professeur.

« Dans le jeu des instruments en cuivre avec embouchure, la lèvre représente l'anche du tuyau d'orgue : le gosier n'a pour mission que de la soutenir et de laisser passer plus ou moins d'air, selon l'acuité, la gravité ou l'intensité du son.

« L'instrumentiste doit éviter toujours avec soin de souffler au point de se fatiguer la poitrine. Lorsque la fatigue arrive, si c'est seulement parce que les muscles des joues ou des lèvres refusent leur service, c'est fort bien et signe que l'on aura bien étudié ; dans le cas où ce serait la poitrine qui se trouverait oppressée, signe contraire.

« Chaque genre d'instrument cause une lassitude qui lui est propre. Les instruments du médium sont ceux qui occasionnent le moins de fatigue, parce qu'ils demandent moins de pression des lèvres, et moitié moins d'efforts du côté des poumons que les instruments aigus ou graves qui, en outre, impressionnent parfois très désagréablement le cerveau et tout le système nerveux. »

« Paris, 25 juillet 1857. »

C. — Par des médecins : MM. Linas, Marchal de Calvi, Trousseau et Chenu.

Un de nos confrères des plus distingués, collaborateur assidu de *la Gazette hebdomadaire de médecine et de chirurgie*, M. le docteur Linas, nous a fourni, comme résumé de sa propre pensée, l'observation qui suit :

« Un de mes très proches parents tombe au sort. Il arrive au régiment malingre et souffreteux, avec l'espoir très légitime d'une réforme prochaine ; mais comme celle-ci se fait attendre, et que ses forces ou son courage lui font défaut pour affronter l'exercice et la corvée, il se souvient fort à propos qu'il sait lire dans un solfége, et demande à entrer dans le corps de musique. Sa demande est agréée : on en fait un joueur de saxophone et, en moins de deux années, sa santé avait pris l'aspect le plus florissant. »

M. le docteur Marchal de Calvi, dans son importante *Monographie sur les accidents diabétiques*, reconnaît avec M. Bouchardat que la phthisie pulmonaire, qui est une des terminaisons du diabète, a pour cause l'élimination de la glycose, en proportions considérables et pendant un temps assez long. Mais, tandis que le savant professeur d'hygiène rapporte plus directement la phthisie à ce que les ressources de la calorification, et partant de l'organisme, sont bien près d'être épuisées par la glycosurie, le docteur Marchal accuse plus particulièrement de l'envahissement tuberculeux le défaut d'activité pulmonaire : « le poumon se défend, dit-il, contre la phthisie par son activité propre, » et, en preuve, notre savant confrère et ami se plaît à citer longuement les résultats de nos recherches sur les chanteurs et sur les musiciens de l'armée.

Le professeur Trousseau admettait volontiers nos conclusions quant à l'efficacité d'une bonne gymnastique pulmonaire, dans la prophylaxie de la phthisie : parlant, en 1862, de nos recherches, dans une de ces leçons cliniques qui faisaient toujours foule à l'Hôtel-Dieu, nous l'avons entendu se demander si l'immunité phthisique dont jouissent les asthmatiques, ne tiendrait pas précisément à leurs efforts continuels pour respirer, à une sorte de gymnastique pulmonaire *incessante*, et partant peut-être bien autrement efficace encore que celle résultant du jeu momentané d'un instrument à vent. « Ces malades ne pourraient-ils

point être considérés, disait spirituellement l'éminent professeur, comme
soufflant constamment dans un trombone ? »

Enfin M. le docteur Chenu, dans ses publications sur l'armée d'Orient,
dit : « J'envisage la question de l'influence du jeu des instruments à
vent quant à la phthisie, sous deux points de vue. De toutes mes
recherches sur l'armée d'Orient, et de ce que j'ai pu voir dans ma carrière militaire, comme médecin, je puis tirer ces conclusions :

« Premièrement, tout phthisique qui fait usage d'un instrument à vent
non-seulement ne perdra rien à cet exercice des poumons, et ne verra
point sa maladie s'aggraver, mais son état pourra s'améliorer, et même
l'usage de l'instrument, s'il est pratiqué avec mesure, pourra amener la
guérison.

« Secondement, si l'instrument est au-dessus des forces de l'individu qui l'adopte, il pourra en résulter une affection aiguë de la
poitrine, affection dont la phthisie peut résulter, mais ce résultat n'a
rien de nécessaire, ni de certain. Il y aura ici, comme dans tout abus
des forces organiques, un désordre *sui generis* qui peut être amendé en
faisant disparaître la cause.

« En résumé, je considère la gymnastique des poumons comme un
moyen prophylactique de la phthisie, et je suis persuadé qu'il ne peut
en être autrement que si l'exercice de l'organe est provoqué par un instrument disproportionné avec les forces de l'individu. Dans le cas où
l'instrument choisi sera en rapport avec ces forces, je suis convaincu
qu'il devra en résulter un effet préventif, et même une amélioration du
phthisique lui-même. Un cas de phthisie se produisant chez un musicien, on devra le considérer comme un effet de l'abus plutôt que de
l'usage, et, dans tous les cas, un fait isolé qui paraîtrait se produire en
dehors de ces principes, ne prouverait rien contre leur application
générale. »

CHAPITRE V

ENQUÊTE

Sur la mortalité par phthisie pulmonaire chez les musiciens de la garnison de Paris et de Versailles pendant une période de vingt-six années, à partir de 1832.

ous voici arrivé maintenant à la partie de l'enquête d'où pouvait naître la démonstration la plus péremptoire pour ou contre notre thèse. Qu'on ne s'étonne donc pas de l'étendue que nous avons cru devoir donner ici à notre travail.

Nous avons dit plus haut l'opinion de Benoiston de Châteauneuf concernant la plus grande mortalité, par phthisie, qui serait afférente aux musiciens de l'armée, opinion que la plupart des orateurs ont acceptée et propagée bien à la légère : le lecteur en restera bientôt convaincu, et nous disions tout à l'heure l'opinion contraire que le docteur Chenu a émise en conformité avec nos propres recherches.

De quel côté est la vérité ? C'est ce que nous allons chercher à établir.

Parlons d'abord de la statistique qui a servi de base aux assertions de Benoiston de Châteauneuf.

A la fin de l'année de 1820, dit cet auteur, l'armée présentait, d'après la collection des comptes du ministre de la guerre, l'effectif suivant :

Soldats de ligne.	106,700
Dito de la garde royale	13,924
Total.	120,624

La mortalité, pour six années, de 1820 à 1826, a été la suivante :

Composition de l'armée		Décès
Soldats et infanterie de troupe . . .	90,998	2,036
Sous-officiers, sergents et caporaux. .	24,408	266
Ouvriers prévots.	383	2
Tambours.	3,917	34
Musiciens	918	14
Total.	120,624	2,352

Mortalité générale : 1,94 sur 1,000.

Et plus loin nous lisons :

« Aujourd'hui, les décès de 6,000 musiciens ne jouant que des instruments à vent, *les seuls* qui, comme on le sait, composent la musique militaire, peuvent aider à résoudre la question de l'influence du jeu de ces instruments sur la santé.

« Sur ces 6,000 musiciens, on compte de 1820 à 1826, 102 morts, parmi lesquels il y a 17 phthisiques. En prenant ici la moyenne de sept années, huit cent cinquante-sept musiciens ont donné quinze décès par an, dont deux de la poitrine ou un sur sept. Cette proportion est double de celle du soldat, un sur quatorze : mais le soldat est *un homme de choix, le musicien ne l'est pas.* »

Les chiffres de Benoiston furent contestés. Mis en demeure par le docteur Boudin, de qui nous tenons le fait, de dire où il les avait pris, Benoiston refusa de répondre.

Ce que personne n'avait osé entreprendre, la vérification de ces chiffres, nous l'avons tentée à travers mille difficultés, et voici à quels résultats nous sommes arrivé.

L'effectif réel de l'armée française a été, d'après les comptes du Ministre de la guerre, pour les budgets de 1821 à 1826 inclusivement :

		Hommes		Musiciens	Trompettes
Années	1821	182,674	sur lesquels	1,171	913
—	1822	216,926	—	1,357	1,030
—	1823	301,222	—	1,238	1,188
—	1824	247,877	—	1,296	1,212
—	1825	225,021	—	1,283	1,221
—	1826	220,058	—	1,280	1,267
Total....		1.393,778		7,625	6,831
Moyenne...		230,629	—	1,271	1,139
Musiciens et trompettes				2,410	

Ainsi, d'une part, moyenne de l'effectif, 230,629 au lieu de 120,624, et d'autre part, 7,625 musiciens pour six années, au lieu de 6,000 seulement accusés par Benoiston pour sept années, plus 6,831 trompettes ou clairons, dont il ne dit rien, ensemble 14,456 instrumentistes.

Benoiston a, il est vrai, défalqué de ses calculs l'armée des Pyrénées, mais cette armée aurait dû ne pas compter moins de 110,000 hommes, pour que le chiffre de 120,624 attribué par lui à l'effectif fût vrai. Mais que penser de ces 6,831 trompettes ou clairons passés complétement sous silence. Et comprend-on que notre auteur ait pu omettre un élément aussi capital dans la question qu'il s'était proposée de résoudre? Ici, en effet, outre l'importance du chiffre, pas de confusion possible sur la nature de l'instrument dont jouaient les décédés.

Admettons cependant, pour un instant comme bien fondées, les bases de la statistique que nous incriminons, savoir : 6,000 musiciens ayant donné en 7 années 102 morts, dont 17 par phthisie. Admettons aussi que dans ce chiffre fatal de 17 décès (1) qui, depuis sa publication, a servi en France à soutenir cette opinion que le jeu des instruments à vent est funeste, il n'y en eût aucun dévolu aux hommes qui font partie de la batterie dans les corps de musique et que, mieux encore, Benoiston n'ait point confondu les décès afférents aux instrumentistes de toute sorte, c'est-à-dire aux trompettes ou clairons aussi bien qu'aux musiciens proprement dits, ce qui en ce cas diminuerait de moitié la totalité par phthisie attribuée à ces hommes, que signifie, nous le demandons, un chiffre aussi infime pour la solution d'une telle question?

Où Benoiston a-t-il pris ensuite que la mortalité par la phthisie n'avait été pour l'armée que de 1 sur 14? Et comment les auteurs qui l'ont copié à l'envi, ont-ils pu ne point s'apercevoir qu'il y avait là tout au moins une erreur flagrante!

Pour ne citer qu'un des documents les plus récents qui pouvaient éclairer ici nos confrères, nous trouvons dans un mémoire, publié en 1860 par notre savant confrère, M. le docteur Laverand, dans les Annales d'hygiène et de médecine légale, *sur les causes de la mortalité de l'armée servant à l'intérieur*, que la fréquence des maladies tuberculeuses dans les différentes garnisons serait exprimée par le tableau suivant, dressé d'après les décès de l'armée, pour une période de 28 années, soustraction faite de ceux qui ont eu lieu par le choléra ou par traumatisme à la suite des événements politiques.

---

(1) Nous avons tenté par toutes les voies et moyens de découvrir l'origine de ces deux chiffres : 102 et 17, il nous a été impossible d'y parvenir.

Garnisons	Mortalité générale	Mort par maladies tuberculeuses	Rapport sur 1,000
Paris	10,000	2,459	245
Strasbourg	3,662	658	179
Metz...........	1,648	428	259
Lille	403	144	356
Perpignan	798	85	107
Valenciennes	124	36	289
Calais..........	24	9	375
Bayonne........	179	46	256
Dunkerque	143	49	342
Thionville.......	20	4	200
Maubeuge	83	11	132
Total......	17,084	3,929	2,740

2,740 décès par affection tuberculeuse sur 1,000, c'est 1 sur 4,06, c'est-à-dire trois fois plus que ne le dit Benoiston.

Suivant Marc d'Espine, la mortalité s'élèverait encore beaucoup plus haut, à tout près de 1 sur 2, en y ajoutant les décès par méningite tuberculeuse, péritonites et caries.

Donc, à supposer que la mortalité par phthisie des musiciens tout seuls soit réellement représentée par ce fameux chiffre de 17, correspondant à une période de 7 années, ayant compté 857 musiciens en moyenne, il y aurait encore avantage du côté du soldat-musicien, puisqu'il ne mourrait que comme 1 sur 7 1/2, et point 7 tout court comme le dit Benoiston, et sa statistique se trouverait déjà ruinée par le côté même qui semblait lui donner le plus raison.

Une vérification sévère et bien authentique étant nécessaire pour faire enfin bonne et entière justice d'assertions qui n'ont régné que trop longtemps dans la science en souveraines, sur l'autorisation qui nous en avait été accordée par le Ministre compétent, nous nous sommes rendu d'abord aux Archives de la guerre, puis successivement dans tous les Hôpitaux de la première et de la deuxième Di-

(1) La statistique des décès de l'armée, aussi bien que celle de la population civile, contient nombre de lacunes. Les tableaux nosographiques, dressés à grands frais par les différentes mairies de Paris, en sont particulièrement si pleins, que nous sommes à peu près le seul qui, dans un espace de trente années, ait eu le courage, une première fois en 1856 et une deuxième en 1867, d'aller les exhumer de la poussière des archives de la Ville, où ils seraient probablement encore à jamais enfouis, si les incendiaires de cette année néfaste de 1871 ne les avaient point détruits

vision militaire. Nous y avons compulsé avec le plus grand soin les divers états et registres des décès, mis partout très gracieusement par l'Administration à notre disposition, et, après avoir retiré de ces documents tout ce qu'ils pouvaient nous fournir, nous avons dressé *pour chaque hôpital* un tableau comprenant la mortalité générale, et la mortalité par phthisie pulmonaire chez les soldats de toutes armes, et chez les musiciens et les trompettes ou clairons, durant toute une période de vingt-six années. Environ une année après, ayant trouvé que ce n'était point encore assez, nous sommes revenu sur nos pas pour ajouter à notre premier travail un deuxième tableau relatif à tous les cas de réformes ou de simples congés de convalescence accordés, pendant cette même période de temps, pour la même maladie.

A l'hôpital de Versailles, tout a marché à souhait. Directeur et médecins mirent à nouveau le plus grand empressement à nous faciliter notre entreprise; mais à Paris, au Val-de-Grâce, les choses ont été tout autres. Nous y étions à peine de retour que nous recevions de l'Intendance la lettre qu'on va lire.

Paris, 7 octobre 1859.

Monsieur le docteur Burq,

Messieurs les médecins de l'hospice du Val-de-Grâce ayant fait quelques objections au sujet de l'autorisation qui vous avait été donnée par mon prédécesseur, et que j'ai renouvelée l'année dernière, de compulser les registres du Val-de-Grâce pour le travail statistique que vous avez entrepris, j'ai l'honneur de vous faire connaître que je ne puis renouveler cette autorisation.

Agréez, monsieur, etc.

CORREARD.

Cette lettre, qui n'étonnera aucun des médecins qui ont connu le confrère omnipotent qui dirigeait alors l'École du Val-de-Grâce, nous n'eussions pas mieux demandé que de la taire, mais il était nécessaire de la produire pour donner la raison des regrettables lacunes que l'on trouvera dans le n° 2 des deux tableaux ci-après.

Ces tableaux sont l'expression condensée du long et très vétilleux travail de dépouillement auquel nous nous sommes livré. Nous y avons mis ensemble tous les éléments qui s'y prêtaient, et nous en avons élagué tout ce qui était trop incomplet, ou eût été trop spécial pour la Revue où nous écrivons.

Nº I. — TABLEAU COMPARATIF

DE LA MORTALITÉ PAR PHTHISIE PULMONAIRE

Chez les soldats de toutes armes, et chez les musiciens ou les trompettes et clairons de toute la garnison des première et deuxième Division militaire, pendant 26 années.

ANNÉES	MORTALITÉ						CORPS respectifs DES DÉCÉDÉS
	GÉNÉRALE (non compris les cholériques.)		PAR PHTHISIE				
			Soldats		Instrumentistes		
—	1re div.	2e div.	1re div.	2e div.	1re div.	2e div.	—
1833	824	99	100	27	1 m.	1 tr.	38e de ligne, 1er hussards.
1834	648	38	91	14	1 m.	0	16e de ligne.
1835	622	50	68	9	0	0	
1836	460	73	49	21	2 m.	0	6e et 41e de ligne.
1837	783	91	127	12	0	0	
1838	1,147	216	80	31	1 m.	0	32e de ligne.
1839	900	154	123	16	1 m.	0	9e de ligne.
1840	1,037	188	150	15	2 m. 1 cl.	0	39e, 14e et 10e de ligne.
1841	1,264	304	186	39	4 m. 1 cl.	0	2e, 18e, 21e de ligne. 1er et 21e léger.
1842	1,085	137	130	22	0	0	
1843	789	110	104	22	2 m.	0	18e et 23e de ligne.
1844	515	43	104	8	0	0	
1845	564	61	75	13	1 m.	0	28e de ligne.
1846	520	49	85	19	1 m.	0	16e de ligne.
1847	725	86	129	19	0	0	
1848	853	92	112	17	1 m.	0	55e de ligne.
1849	102	203	134	51	1 m.	0	55e de ligne.
1850	512	70	86	7	2 m. 1 tr.	0	5e de ligne. 6e d'artillerie. Zouaves.
1851	542	89	87	24	1 m. 1 tr.	0	10e d'artillerie. 57e de ligne
1852	486	56	126	11	4 m. 1 cl.	0	3e et 43e de ligne.
1853	620	107	111	15	0	0	37e et 36e de ligne. 15e léger
1854	610	117	107	6	1 m.	0	21e léger.
1855	1,271	114	141	7	2 m.	0	9e d'artillerie. Grenadiers de la garde impériale.
1856	534	75	71	11	0	1 tr.	7e hussards.
1857	540	52	76	9	1 m.	0	46e de ligne.
1858	331	74	77	17	1 tr.	1 tr.	14e d'artillerie. Artilleur de la garde impériale
	19,344	2,818	2,749	459	35	3	
TOTAL.	22,162		3,208		38		
Moyenne.	852		125		1,57		
Rapport sur 1,000 décès (par toutes les causes.	149				1,85		
Rapport sur 1,000 décès (par phthisie	...				11,87		

N° 2. — TABLEAU COMPARATIF

DES CONGÉS DE RÉFORME OU DE CONVALESCENCE POUR PHTHISIE

*Chez les soldats de toutes armes, et chez les musiciens ou les trompettes
et clairons, accordés à l'hôpital de Versailles, pendant les mêmes
26 années, et au Val-de-Grâce, pendant 9 années seulement de cette
période.*

ANNÉES	VERSAILLES		VAL DE GRACE		MORTALITÉ des deux hôpitaux		
					GÉNÉRALE	PAR PHTHISIE	
	Soldats	Instrum.	Soldats	Instr.	—	Soldats	Instr.
1833	80	0			536	80	2
1834	66	0			387	66	1
1835	29	0			386	35	0
1836	51	1 m. 2e de ligne.			328	48	1
1837	36	0			487	41	0
1838	39	1 tr. 12e d'artillerie			864	87	1
1839	27	1 tr. 5e dragons			594	60	1
1840	92	0			667	77	1
1841	88	0			899	133	1
1842	94	0			468	63	0
1843	116	1 tr. 9e cuirassiers			318	62	2
1844	97	1 m. 11o de ligne			252	57	0
1845	84	0			226	52	1
1846	100	0			280	60	0
1847	114	0			451	121	0
1848	50	1 cl. Chasseurs			671	97	1
1849	77	0			1,070	132	1
1850	31	0	83	2	312	40	2
1851	57	0	107	2	307	61	2
1852	56	0	125	0	281	72	3
1853	76	0	140	0	367	73	0
1854	64	1 m. 28e de ligne	116	0	719	55	0
1855	56	0	177	4	680	74	0
1856	66	0	173	0	399	59	1
857	63	0	140	0	389	59	1
1858	75	0	51	0	269	66	1
TOTAL......	1,786	7	1,112	8	12,627	1,691	24
Moyenne...	68,3	0,27	123	0,89	486	65	0,92
Rapport sur 1,000 décès.	637,6	12,50	373	15	...	...	...

(Dans la colonne VAL DE GRACE, pour les années 1833 à 1849 : « Renseignements interrompus ».)

Le tableau n° I montre que dans toute la garnison des 1ʳᵉ et 2ᵉ Division militaire, la mortalité, non comprise celle par le choléra, s'est élevée, pour les hôpitaux du Val-de-Grâce, du Gros-Caillou, du Roule, de Popincourt, de Picpus, de Sceaux et de Saint-Denis, à un total de 19,344 décès, dont 2,749 par phthisie pulmonaire; et pour l'hôpital de Versailles à 2,818, dont 459 par phthisie;—ensemble : 22,162 décès sur lesquels 3,208 phthisiques.

Quelle a été la part des divers instrumentistes, musiciens proprement dits et trompettes ou clairons, dans ce dernier chiffre ?

Pour la première division de 29 musiciens.
—   —   3 trompettes.
—   —   3 clairons.
Pour la deuxième division de 3 trompettes.
————
Total.. 38

Comparant les chiffres de Benoiston de Châteauneuf avec les nôtres, que nous avons tenu, nous, à bien spécifier dans leur partie la plus essentielle, afin de tenir la porte ouverte à une vérification, l'on trouve :

1° D'une part, pour une période de six années — 120,624 hommes ayant donné 2,352 décès, dont 102 par phthisie, sur lesquels 17 étaient afférents aux musiciens ;

2° Et d'autre part, pour une période de vingt-six autres années — 961,376 hommes (la garnison de Paris seule) qui ont offert 19,344 décès, dont 2,749 par phthisie sur lesquels 29 seulement pour les musiciens proprement dits. Divisant les trois chiffres ci-dessus 19,344, — 2,749 et 29, les deux premiers par l'effectif moyen 36,942, qui résulte des chiffres officiels que nous donnerons tout à l'heure, et par 26, et le troisième, 29, par 2,749, l'on obtiendra d'un côté, pour la mortalité générale, une moyenne de 744 ou de 2 millièmes, c'est-à-dire à très peu près celle indiquée par Benoiston, qui est de 0,00194, et de l'autre, pour la mortalité par phthisie de la garnison entière, tout près de 3 millièmes (0,0028) de l'effectif total et 0,143 de la mortalité générale, au lieu de 1/14 ou de 0,071, et *in fine* seulement 0,0106 de décès par les tubercules pulmonaires au compte des musiciens, au lieu de 0,140.

Est-ce assez pour montrer enfin tout ce que vaut cette statistique fameuse de Benoiston de Châteauneuf, universellement acceptée sans contrôle ; et que faut-il de plus pour démontrer à tous ceux qui pourraient être tentés d'en épouvanter encore ceux que leur goût porte vers le jeu des instruments à vent, qu'elle est de fantaisie pure, tout au moins en ce qui concerne la mortalité par phthisie des joueurs de ces instruments ?

Quittons donc, pour ne plus y revenir, les assertions de notre contradicteur anticipé, et serrons maintenant de près la statistique qui nous est propre.

Et d'abord, quels ont été pour chacune des vingt-six années sur lesquelles a porté notre enquête : 1° Le chiffre précis de l'effectif de la garnison ; 2° le nombre de musiciens et de trompettes ou clairons qui faisaient partie de cet effectif ?

Après les avoir cherchés vainement l'un et l'autre dans les documents mis à notre disposition, nous les avons demandés au Ministre éclairé qui avait autorisé nos recherches, en le priant de vouloir bien y ajouter, si faire se pouvait, la nature de l'instrument dont jouaient les décédés. Il nous fut répondu :

« Que le Département de la guerre se trouvait, à regret, dans l'impossibilité de nous fournir les renseignements demandés. »

Il était très fâcheux, sans doute, qu'il ne pût en être tout autrement, mais fort heureusement que d'abord nous avions pu nous procurer différents chiffres officiels, parmi lesquels se trouvaient ceux de la garnison de Paris, au commencement de diverses périodes quinquennales, et qu'il nous restait ensuite le précieux manuel de Kastner pour nous éclarer sur la composition des musiques de l'armée. Voyons donc ce que nous avons appris à ces différentes sources.

Effectif de la garnison de Paris (Officiel).

Années			
Années	1833.........	31.592	hommes.
—	1836.........	20,532	—
—	1841.........	40,152	—
—	1846.........	33,240	—
—	1851.........	49,757	—
—	1856.........	46,581	—
	Total.....	221.654	hommes.

Divisant le total de ces effectifs par le nombre d'années auxquels ils correspondent, l'on obtient, comme moyenne de la garnison, le chiffre de 36,942 hommes, lequel, multiplié ensuite par 26, donne, comme expression très probable de tous les effectifs, depuis l'année 1833 jusqu'à celle de 1858 inclusivement, un total de 960,482.

Sur la composition des divers corps de musique de l'armée voici maintenant ce que nous enseigne Kastner, et ce que nous avons pu y ajouter personnellement sur des documents authentiques.

Sous la première République, après la fondation du Conservatoire, les musiques militaires comptèrent jusqu'à quarante exécutants.

Sous l'empire, où l'on eut plus besoin de soldats que de musiciens, le nombre de ces derniers ne dépassa presque jamais celui de vingt par régiment.

Sous la Restauration, il y eut à l'effectif total de l'armée 1,393,778 sur lesquels, comme il a été dit précédemment, 7,625 musiciens et 6,831 trompettes ou clairons, ensemble—14,456, ou un peu plus de 1 pour 100 seulement d'instrumentistes mais répartis par rapport à Paris, ainsi qu'on le verra quelques lignes plus loin.

Après la révolution de 1830, on augmenta beaucoup les musiques militaires.

Le 22 avril 1845, il y eut à Paris un grand concours. Plusieurs musiques militaires s'y firent entendre ; voici quelle était leur composition :

```
1° Musique du  1er de ligne 49 exécutants dont 9 pour la batterie.
2°    —     du 11e    —     38     —       —  7 —          —
3°    —     du 62e    —     36     —       —  6 —          —
4e    —     du 74e    —     49     —       —  7 —          —
                            Total......  172
                            Moyenne...   43
```

Si aux musiciens proprement dits nous ajoutons les trompettes et clairons qui, sous la Restauration, formaient déjà près de la moitié des instrumentistes, nous arrivons pour les musiques et sonneries de la ligne, avant 1845, à une moyenne d'environ 55 à 60 exécutants.

En retranchant les gagistes civils, qui ne pouvaient figurer sur le registre des décès des hôpitaux militaires, restent encore au moins 45 musiciens trompettes ou clairons par régiment.

D'autre part, en temps de paix, un régiment, musiciens compris, ne comptait pas à l'effectif plus de 1,800 hommes au maximum, répartis en trois bataillons, dont deux seulement (le troisième restait en dépôt en province) venaient tenir garnison à Paris. La musique suivant toujours le drapeau, c'est donc environ 45 instrumentistes sur 1,200 hommes de la ligne, ou 1/27e qu'il y avait dans la première Division militaire avant l'année 1845.

Les chasseurs à pied, chez lesquels le clairon avait remplacé le tambour, comptaient plus d'instrumentistes, et ce n'est point exagérer que de les porter chez eux, toujours bien entendu pour la garnison de Paris, à 1/25ᵉ de l'effectif réel.

La cavalerie se composait de six escadrons, dont un de dépôt en province.

Chaque escadron ne comptait pas plus de 120 hommes présents, ce qui donne pour 5 escadrons 600 hommes à l'effectif.

Chaque régiment avait sa fanfare composée en moyenne de trente exécutants, et chaque escadron n'avait pas moins de quatre trompettes, — soit donc, si l'on veut, 1 instrumentiste pour 15 hommes.

L'artillerie comptait :

1° Par régiment monté, — 1,100 hommes, en 10 batteries, 25 musiciens réglementaires et 3 trompettes par batterie, — soit 1 instrumentiste sur 20 hommes et même moins, si l'on tient compte encore ici des batteries restées en dépôt dans les Départements.

2° Par régiment à pied, 1,300 hommes, en 16 batteries, 20 à 25 musiciens et 2 trompettes par batterie, — soit encore 1 instrumentiste par 25 hommes.

En 1845, les musiques militaires, par décision ministérielle insérée au *Moniteur* du 10 septembre, furent organisées de la manière suivante :

1° Musique	d'un	régiment	d'infanterie	50	exécutants.
2° —	—	—	de chasseurs	36	—
3° —	—	—	de cavalerie	36	—
4° —	—		d'artillerie	40	—

En retranchant encore les éléments qui ne pouvaient figurer sur les registres des décès, les gagistes civils et les élèves inscrits sur ces registres sous la seule désignation de fusiliers, on peut donc porter, après 1845, la moyenne des exécutants de toute sorte à 1/20ᵉ de l'effectif total, et en élevant cette moyenne à 1/25ᵉ pour toute la période de 1832 à 1858, *pour Paris et pour la deuxième Division*, où elle est encore moindre, par la raison que la garnison de Versailles, de Saint-Germain, etc., est en grande partie composée de cavalerie et d'artillerie, tous les gens compétents que nous avons consultés, facteurs, chefs de musique, chefs d'état-major de la place, etc., nous ont affirmé que nous serions en dessous plutôt qu'en dessus de la vérité. Les très rares renseignements officiels, que nous avons retrouvés sur ce point, donnent d'ailleurs plus que raison à cette évaluation. Pour les années 1846, 1851 et 1856, il y eut, en effet, un total de 3,329 musiciens (gagistes et élèves musiciens compris) correspondant à un effectif total de 129,558 hommes. En y ajoutant à peu près un même nombre de trompettes ou clairons, qui ne saurait avoir été moindre à ces époques que sous la Restauration, puisque dans plusieurs corps de troupe ils avaient déjà remplacé les tambours, nous arrivons à un total de 6,000 instrumentistes, c'est-à-dire à 1/22ᵉ environ de la garnison.

Si donc 1 musicien trompette ou clairon par 25 hommes de garnison, tant à Paris qu'à Versailles, à mortalité seulement égale par phthisie pulmonaire, nous aurions dû trouver 3,208 divisé par 25, c'est-à-dire 128 décès au lieu de 38!!

Faisons encore remarquer que parmi les trente-huit victimes, dont nous avons pris soin de recueillir les noms aussi bien que celui de leurs corps respectifs, il n'est pas bien sûr qu'il n'y en eût point qui fît partie de la batterie, et fût par conséquent sans aucun droit à bénéficier pour sa part de la qualité de Musicien.

Cette différence dans la mortalité par phthisie, tout en faveur des instrumentistes, trouve d'ailleurs sa confirmation dans les mêmes documents administratifs qui nous ont fait connaître au juste le chiffre respectif des hommes et des musiciens en garnison à Paris, pendant les années 1846, 1851 et 1856.

Sur cet effectif de 129,556 hommes, dont 3,329 *musiciens* seuls, combien y eut-il, en effet, de décès par phthisie?

244 ou 1,89 pour les premiers,
2 ou 0,66 pour les seconds.

Le tableau numéro 2 contient tout ce que nous avons pu nous procurer relativement aux congés de réforme et de convalescence accordés respectivement aux soldats et aux musiciens, dans la même période de vingt-six années. Malgré ses lacunes, il n'est pas moins significatif. On y voit, en effet, que pendant que la phthisie pulmonaire faisait :

1° Au Val-de-Grâce, de 1849 à 1858 inclus, 443 victimes dont 9 instrumentistes ;

2° A l'hôpital de Versailles, de 1833 à 1858 inclus, 459 dont 3 instrumentistes;

L'on délivrait dans le même temps pour phthisie, affection tuberculeuse ou pour *bronchite, catarrhe, pleurite, faiblesse de constitution*, servant à déguiser le diagnostic véritable :

1° Au Val-de-Grâce 1,112 congés, dont 8 à des instrumentistes;

2° A l'hôpital de Versailles, 1,786, dont 7   dᵒ.

Total 2,898 congés, dont 15 à des instrumentistes.

Or ici encore, si les choses se passaient de même chez les soldats et chez les musiciens, qu'aurions-nous dû trouver pour ces derniers? Un total de 116 congés, au lieu de 15 seulement, c'est-à-dire tout près de 8 fois plus !

Que faut-il de plus, même en admettant de notre part quelques erreurs de pointage, difficiles à éviter dans un travail de si longue haleine, pour établir manifestement la très grande immunité relative dont jouissent les joueurs d'instruments à vent par rapport à la phthisie pulmonaire, et orcer à cet endroit les convictions les plus rebelles?... Mais cette immunité, nous objectera-t-on, ne serait-il point possible de la rapporter à une autre influence? Ne pourrait-on, par exemple, en trouver la cause véritable dans la constitution, dans l'état de santé même, ou bien dans une meilleure hygiène de ceux qui en bénéficient?... Le soldat, dit Benoiston de Châteauneuf, et cette fois il avait raison, « *est un homme de choix, le musicien ne l'est pas.* » Il est notoire, en effet, que 80 fois sur 100 se font musiciens dans l'armée ceux qui, comme le jeune soldat cité par M. le Dr Linas, moins robustes de corps ou de cœur que leur camarades, veulent échapper aux corvées, aux manœuvres et factions, et s'épargner le port des armes dans les marches. Lorsqu'il y a un traînard, un *clampin*, suivant l'expression consacrée, dans une chambrée, pour peu que le sujet s'y prête, on en fait un musicien. Voilà pour les qualités physiques de l'homme. Quant à l'hygiène du musicien, elle est certainement inférieure, car si sa nourriture ne vaut ni plus ni moins que celle du simple soldat, celui-ci a tout au moins le bénéfice d'exercices fréquents au grand air, alors que le musicien vit, lui, confiné, durant de longues heures, dans une salle d'étude dont l'oxygène est loin d'être toujours d'une pureté sans égale. Si, plus tard, nous considérons l'élève monté au grade de musicien de deuxième ou première classe, ce n'est certes point non plus ni dans l'atmosphère, ni dans les libations des guinguettes et bals publics, où il lui est permis quelquefois d'aller jouer de son instrument, que nous trouverons pour lui des conditions d'hygiène meilleures que celles des sous-officiers auxquels il est alors assimilé, et qui payent, eux, même tribut que le simple soldat à la phthisie. Si l'on était tenté encore de nous objecter que le personnel musical dans l'armée se renouvelle moins souvent, et que par conséquent les éléments de notre comparaison ne sont point similaires, il nous suffirait de répondre : que ceux que leur infériorité dans l'art relègue perpétuellement au dernier rang, se dégoûtent du service, non moins que les hommes restés simples fusiliers, et le quittent tout aussi vite; tandis que, parmi les musiciens qui ont acquis quelque talent, les uns restent bien, il est vrai, dans l'armée, comme les sous-officiers à chevrons, en attendant le jour de la liquidation de leur modeste retraite, mais que les autres, plus nombreux, préfèrent rentrer dans la vie civile pour y mettre ce talent plus à profit, ou y suivre une autre carrière qui réponde mieux à leur ambition.

Une réflexion avant que de clore ce chapitre, dont le développement paraîtra, nous l'espérons, justifié en tous points.

L'on sait que la phthisie pulmonaire a été signalée comme particulièrement fréquente dans divers corps d'élite, notamment dans la gendarmerie et l'ancienne garde de Paris. D'aucuns ont cru, non sans raison, en trouver la cause dans le mode d'équipement de ces hommes. Or, il est bien remarquable que les quelques instrumentistes morts de phthisie soient surtout des musiciens (29 sur 35), c'est-à-dire ceux chez lesquels l'attitude forcée des deux bras en avant vient, avec les synergies musculaires nécessaires dans la marche, contrarier précisément la libre expansion pulmonaire, ainsi que le faisaient autrefois les buffleteries des gendarmes et gardes à pied qui, croisant au-devant de la poitrine, l'enserraient d'autant plus fort que le sabre et la giberne qui y étaient attachés pesaient davantage. A Versailles, où la garnison est surtout composée de cavalerie, et où par conséquent les instrumentistes ne sauraient éprouver de gêne semblable, il n'y a eu chez ces derniers, en vingt-six années, pour cause de phthisie, que 3 décès sur 459. N'y a-t-il point là de quoi grandement justifier aussi cette opinion : que les pianistes, les harpistes et surtout les violonistes paient, eux, au contraire, un tribut considérable à la phthisie; et comment déjà ne pas en conclure que ce serait certainement s'exposer à perdre tous les bénéfices hygiéniques et préventifs de l'exercice du chant lui-même, que de le pratiquer dans une attitude capable de s'opposer à l'entière liberté des organes qui y président.

Un mot maintenant, avant que de conclure, sur les effets contraires de la mise au repos des organes pulmonaires.

Assistant un jour fortuitement à une leçon faite à l'hôpital de Lariboisière sur la phthisie, nous y avons entendu le Professeur s'exprimer à peu près en ces termes : « On a prétendu que les exercices de la voix, le chant et le jeu même des instruments à vent, dirigés dans le sens d'une sorte de gymnastique des poumons, étaient propres à combattre la phthisie. Pour mon compte, je crois peu à l'efficacité d'un pareil moyen, même pour la prophylaxie, et je serais bien plus disposé, au contraire, à admettre les bons effets de la mise au repos des organes respiratoires. Un de mes amis, professeur émérite dans un pays voisin, s'est guéri d'une phthisie, qui commençait à être des plus caractérisées, par un silence presque absolu auquel il a eu le courage de se condamner, durant dix-huit mois consécutifs. En pareille occurrence, je n'hésiterais point à faire de même et à le conseiller. »

En 1838, le docteur Coindet avait écrit, dans les *Annales d'hygiène*, t. xix :

« Le silence alanguit le système digestif, *débilite les organes de la respiration et prédispose à la phthisie.* »

Plus tard, le docteur Fourcault, soutenant la même thèse, avait publié une statistique de laquelle il résultait que dans les maisons centrales pénitentiaires, où l'on observe la loi du silence, à Vilvorde, il y avait eu trente-quatre phthisiques sur soixante-trois décès, en une seule année, à Gand, quatre-vingt-sept phthisiques sur cent soixante-huit décès, en dix-huit années, et à Poissy, où la règle est cependant moins sévère, cent soixante-dix sur deux cent quatre-vingt-deux, en dix années.

Les faits avancés par Fourcault, et que ne pouvait ignorer le Professeur de l'hôpital Lariboisière, n'étaient-ils qu'exceptionnels, et l'assertion de Bennati, rapportée plus haut, de laquelle il résulterait que la plupart des sourds-muets succombent à la phthisie, était-elle controuvée ? Cela valait assurément la peine d'être vérifié, mais la pensée nous en est venue au cours seulement de cette publication. Nous avons procédé sans retard à un supplément d'enquête, dans l'espérance d'arriver encore à temps pour en faire profiter le lecteur. Malheureusement, l'un des principaux documents statistiques, la mortalité par la phthisie dans les établissements des sourds-muets en France et dans ceux des jeunes aveugles, afin d'avoir un terme de comparaison, nous fait encore défaut à cette heure où il ne nous est plus possible de différer la livraison de ce dernier article. Ni la statistique générale de France, ni la statistique spéciale du Ministère de l'intérieur n'ont pu rien nous apprendre sur la mortalité respective de ces différents établissements, et il ne nous est resté d'autre ressource, pour la connaître, que de nous adresser personnellement aux directeurs mêmes de chacun d'eux en particulier. C'est ce que nous faisons en ce moment, en même temps que nous tentons de nous procurer quelques données sur la mortalité par la phthisie dans certains couvents et communautés. Le chapitre que nous aurons à écrire plus tard aura pour titre :

DES EFFETS DÉSASTREUX DU MUTISME OU DU SILENCE
DANS LA PHTHISIE PULMONAIRE.

Ce titre, nous pouvons, hélas ! le justifier dès à présent très grandement en sa seconde partie, c'est-à-dire quant à ce qui concerne les effets du simple silence, grâce aux nombreux documents officiels sur la statistique médicale des établissements pénitentiaires. Il résulte, en effet, de l'étude attentive de ces documents, mis très gracieusement à notre disposition :

Que la mortalité en France, dans les maisons centrales de force et de correction, s'est non-seulement montrée, pour l'ensemble de ces maisons, trois et quatre fois supérieure à celle de la vie libre (*en certaines on l'a vue parfois s'élever au décuple*), mais qu'elle a offert de très grandes oscillations. Presque stationnaire à 6,52 p. 100 dans la période de 1836 à 1838, on la voit ensuite s'élever tout à coup, atteindre successivement une moyenne de 7,95, — 8,15 et même 9,95 en 1848; puis redescendre à 6,96 en 1848, à 5,24 en 1849, pour remonter, après 1852, à 6,51, et à 7,01 p. 100 en 1854.

Ces oscillations dont les plus fortes, celles de la période de 1838 à 1849, avaient coïncidé précisément avec l'époque où l'on avait commencé à faire les plus louables efforts pour améliorer physiquement et moralement le sort des prisonniers, furent une énigme pour l'Administration. Le docteur Parchappe, son interprète, s'efforça de la pénétrer. Il en chercha successivement la clef dans le cubage et la ventilation des divers établissements pénitentiers, pour lesquels le Département de l'intérieur fit les frais de tout un volume de plans, dessins et légendes explicatives, dans la substitution du régime de l'entreprise à celui de la régie pour l'alimentation des prisonniers, dans une quasi-fermeture des cantines, qui jusque-là avaient été autorisées à leur fournir des vivres supplémentaires... etc., et enfin, chose étrange, dans le prix moyen de l'hectolitre de froment avant l'époque de la détention. Il y avait de par ailleurs cependant une cause de mortalité bien autrement puissante, et cette cause, qu'il nous reste à faire très brièvement ressortir, l'on s'étonne qu'un Inspecteur général du service sanitaire des prisons, ainsi que l'était, depuis nombre d'années, le docteur Parchappe, ne l'ait même point entrevue, surtout après les dires du docteur Fourcault.

Le 10 mai 1839 marque une phase nouvelle dans les établissements pénitentiaires de la France. A cette date, un arrêté ministériel imposa l'observance du silence aux détenus. A peine le nouvel arrêt a-t-il reçu son exécution, que la mortalité des maisons centrales, stationnaire, depuis plusieurs années, vers le chiffre de 6,52 p. 100, monte à 6,86, atteint 7,95 en 1840, puis 8,38 p. 100, lorsque l'application rigoureuse de l'arrêt a eu le temps de produire tous ses effets. Survient la révolution de 1848. La discipline se relâche dans les maisons centrales, la loi du silence y devient lettre morte, et la mortalité, encore à 8 p. 100 en 1849, à 9,95 en 1847, descend à 6,96 en 1848, et en 1849 à 5,24, où elle se maintient à peu près stationnaire jusqu'au jour où, après le coup d'État de 1852, la discipline reprenant le dessus, on réapplique l'ordonnance de 1839. Elle remonte alors à 6,51 en 1853, et à 7,01 en 1854 : et, pendant ce temps, qu'est-ce qui faisait les frais principaux de ces oscillations? Les maladies de l'appareil respiratoire!

D'autre part, si l'on interroge la statistique des pénitenciers agricoles de la Corse, au nombre de trois (Casabianda, Castellucio et Chiavari), où la loi du silence ne peut plus être appliquée, on trouve qu'en quatre années, à partir de 1867, époque de l'adjonction des deux premiers de ces pénitenciers à celui de Chiavari :

7,743 détenus ont donné 237 décès, sur lesquels il y eut seulement 22 phthisiques, c'est-à-dire que la mortalité générale moyenne a été de 3 p. 100, ou pas tout-à-fait 1 de plus que celle dans la vie libre au-dessus de 16 ans, où elle est de 2,10 (Bureau des longitudes); et que dans la mortalité générale, les phthisiques ont compté seulement pour 6,50 p. 100, ce qui est environ moitié moins que dans la vie libre !

Veut-on savoir maintenant quelle a été la mortalité correspondante aux mêmes époques dans deux maisons centrales *rurales*, les plus importantes du continent, à Eysses et à Fontevrault, où toute infraction à la loi du silence est sévèrement réprimée ; la voici :

Eysses.　　Population de 1867 à 1870. 3,216.
　　　　　Mortalité générale . . . . . 213 = 6　p. 100
　　　　　Mortalité par phthisie. . . . 109 = 50　— de m. g.
Fontevrault. Population de 1867 à 1870. 5,362
　　　　　Mortalité générale. . . , . . 219 = 4,08 —
　　　　　Mortalité par phthisie. . . . 93 = 42 p. 100 de m. g.

Quelle éloquence dans de pareils chiffres, même après y avoir fait la part de cette autre gymnastique si salutaire résultant des travaux agricoles. Quels enseignements pour tout le monde, y compris le savant confrère dont nous avons rapporté le singulier enseignement, et comment ne pas qualifier de JOUR NOIR cette date du 10 mai 1839, où parut l'arrêt ministériel dont les conséquences furent et doivent être encore à l'heure qu'il est si funestes !...

CONCLUSIONS

De l'ensemble de tous les faits et opinions que nous avons relatés, de cette vaste enquête dont les éléments nous ont été fournis par les maîtres et les artistes les plus en renom dans la déclamation, dans le chant et le jeu des instruments à vent, par nombre de médecins en rapports fréquents avec le personnel de nos théâtres et scènes lyriques, par tous les principaux facteurs d'instruments de musique, par des virtuoses amateurs, et implicitement par les divers instrumentistes de l'armée, musiciens proprement dits, trompettes ou clairons, qui ont fait partie de la garnison des première et deuxième divisions militaires, pendant toute une période de vingt-six années, et enfin par les divers documents officiels sur la statistique médicale des établissements pénitentiaires, il doit être permis de conclure sans hésitation :

Que l'opinion, assez universellement acceptée, en vertu de laquelle on devrait condamner au repos toutes poitrines plus ou moins faibles ou délicates, n'a aucun fondement et n'est le résultat que d'un préjugé.

Que tous les exercices des organes respiratoires, quand ils s'accomplissent avec mesure d'abord, et toujours suivant les lois d'une gymnastique rationnelle des poumons et des organes qui les enferment, quand ils ont lieu mécaniquement *sans fatigue ni morale ni physique*, et sans que rien puisse venir mettre un obstacle quelconque à la libre expansion pulmonaire, sont au contraire éminemment salutaires, et à ce titre doivent faire partie de bonne heure de l'hygiène de toute personne plus ou moins menacée de tuberculose pulmonaire par sa naissance ou par sa constitution, tandis que devront être sévèrement proscrits, dans les mêmes cas, toutes choses, ou tous instruments pouvant, comme le violon, par exemple, avoir pour effet de resserrer la poitrine.

Qu'au nombre des exercices à recommander, il faut mettre en première ligne le chant, et surtout, toutes les fois que faire se pourra, le jeu d'un instrument à vent choisi de façon à ce que, tout en étant le mieux approprié au goût de l'exécutant, il permette une ampliation plus grande de la poitrine, aussi bien par l'attitude à prendre pour en jouer, que par la quantité d'air nécessaire à l'émission du son. Fillettes et garçons, auxquels peut incomber un fatal héritage, apprendront donc à solfier de bonne heure, et, vers l'âge de six à douze ans, nul inconvénient pour ces derniers à emboucher cor, trompette ou piston, pourvu que la fatigue n'aille jamais chez eux au-delà de celle des lèvres. Pour les jeunes personnes qui, malgré les tentatives récentes faites en vue de créer des orchestres féminins, ne sauraient user du même moyen, pour les hommes auxquels l'âge, les goûts ou les convenances sociales ne permettent point d'aspirer à devenir ni des chanteurs, ni des virtuoses, il restera la précieuse ressource des inhalations forcées, pratiquées suivant les méthodes anglaises de Ramadge, Authenrieth, Cricton, etc., et mieux encore, au moins en certains cas, suivant notre propre méthode, laquelle consiste à faire accomplir les deux temps de la respiration au travers d'un tube muni de doubles soupapes à levier qu'on peut graduer à volonté, et qui s'ouvrent dans des flacons où l'air est obligé de s'imprégner d'émanations d'iode, de soufre, ou de goudron, suivant les cas.

Ces mêmes exercices et inhalations peuvent-ils étendre leur action bienfaisante au-delà de la prophylaxie, et guérir des poumons déjà malades ? Très certainement répondent les observations de tous les jours, aussi bien que les faits de guérison bien constatée, relevés dans notre enquête, si le mal est encore peu avancé, et si, comme l'on en trouve tant d'exemples dans les autopsies de vieillards, l'on peut espérer obtenir la cicatrisation crétacée des parties ulcérées, fût-ce au prix de cet antogoniste de la phthisie, l'emphysème pulmonaire ou asthme, qui, par contre, est si fréquent chez les chanteurs et les joueurs [d'instruments à vent.

Pas n'est besoin d'ajouter qu'en même temps que la gymnastique spéciale que nous préconisons, une gymnastique générale ou tous autres exercices propres à en tenir lieu, la danse, l'escrime, l'équitation, etc., seront du meilleur effet. On préviendra ainsi l'alanguissement du système musculaire, l'*amyosthénie*, ainsi que nous l'avons dénommée, et que nous avons appris, le premier, à mesurer, il y a maintenant plus d'un quart de siècle, à l'époque même où nous fondâmes en médecine cette thérapeutique nouvelle des Maladies nerveuses par certains métaux, soit au dedans, soit au dehors, la Métallothérapie, dont une des applications populaires, *la casserole de cuivre contre la migraine*, fit si grand bruit, dans le temps, et inspira particulièrement la verve satirique de Cham, qui lui donna libre carrière dans tout un numéro du *Journal amusant*. Nous avons démontré directement, à satiété, durant vingt années, par nos applications de métaux aux quatre coins des hôpitaux de Paris, que cet alanguissement est tout particulièrement funeste au phthisique, par la raison qu'il amène fatalement chez lui la perte de l'appétit, c'est-à-dire le démantèlement de l'organisme et l'émaciation à bref délai.

Qu'on nous pardonne cette petite incursion finale dans le domaine spécial de la médecine. La phthisie pulmonaire prélève un tribut si effroyable sur notre pauvre humanité, que quiconque croit avoir en ses mains une parcelle de vérité pour la combattre, doit, à notre avis, les ouvrir toutes les fois que l'occasion s'en présente.